U0347808

一脉香沉

廖木森／编著

海峡出版发行集团
福建人民出版社

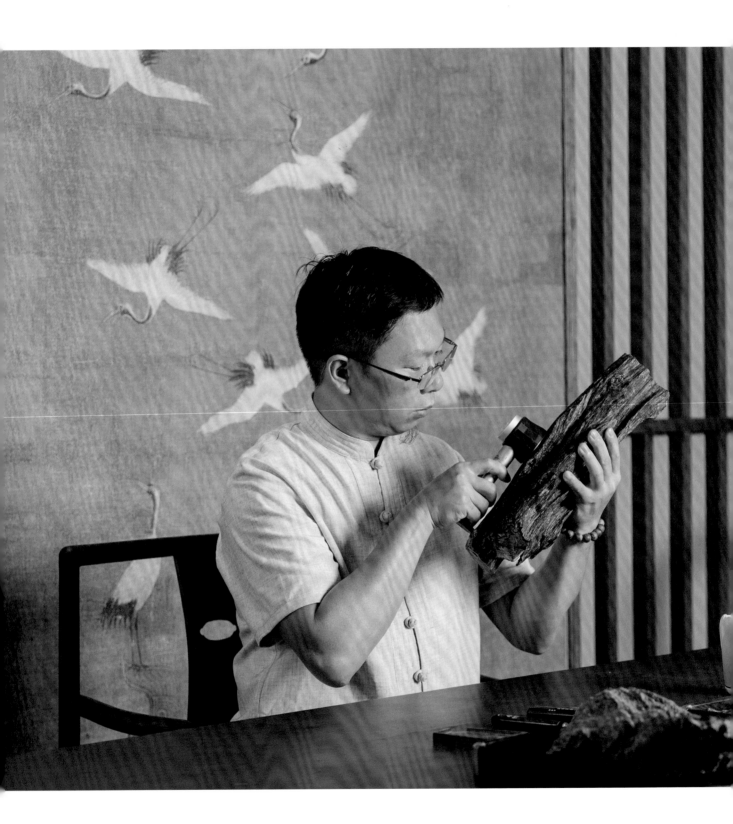

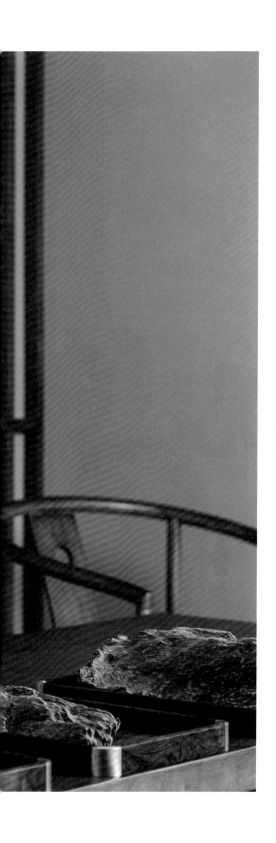

廖木森

木之森沉香品牌传承人

闽南师范大学香文化研究所所长

中华香文化传播者

中华香文化传承人大赛专家评委

中国收藏家协会会员

福建省沉香协会常务副会长

沉香鉴定专家库成员

福建省收藏家协会厦门沉香收藏馆馆长

福建省收藏家协会沉香鉴定师

民进福建省委青年工作委员会委员

厦门市湖里区佛教协会副会长

厦门海西商界理事会副会长

厦门市文创协会理事长

鼻觀先參

傳印

中国佛教协会原会长、中国佛学院名誉院长传印法师 题

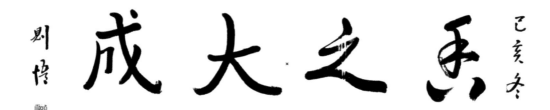

己亥冬

则悟

厦门市佛教协会会长、南普陀寺方丈则悟法师 题

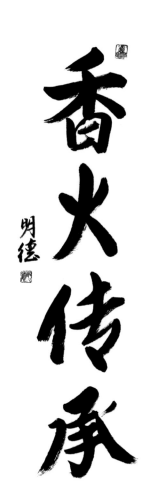

香火传承

湖里区佛教协会会长、天竺岩寺方丈明德法师 题

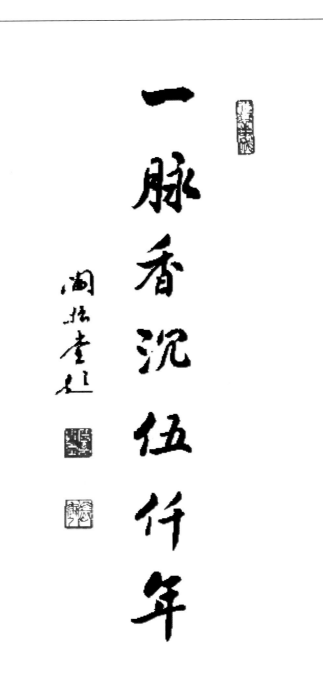

一脉香沉伍仟年

中国收藏家协会原会长、国家文物局原副局长阎振堂 题

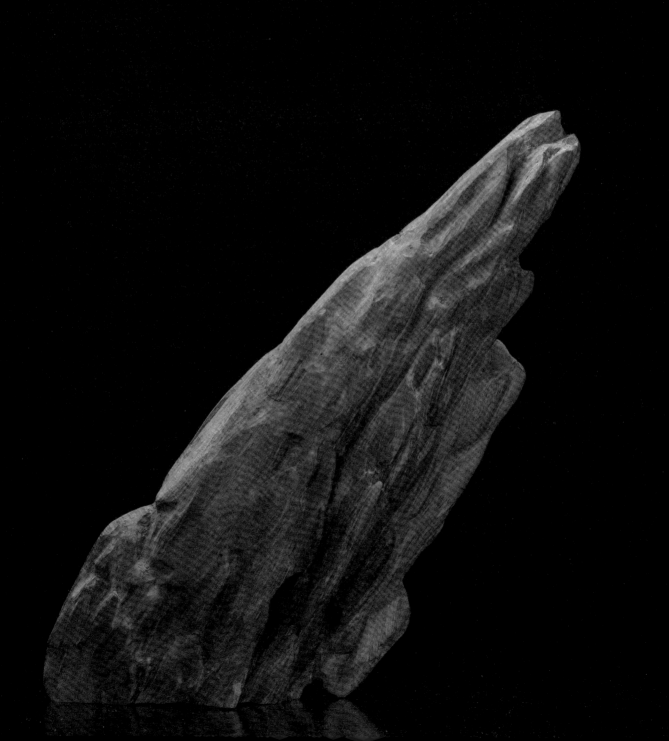

序

　　沉香是瑞香科沉香属树种在生长过程中形成的由木质部组织及其分泌物共同组成的天然混合物质，是历史悠久的珍贵中药和香料，它既是我国中药史上的稀世瑰宝，又是众香之首。沉香的形成是沉香树在自然或人为的各种外界因素作用下发生的内在变化，是非常复杂的生理生化过程，集聚了大自然的精华和灵性。因而，沉香自古以来一直受到人们的喜爱，以沉香文化为主要代表的香文化流传广泛，且经久不衰。但是，长期以来，普通大众对沉香的认识还不够深入，存有许多困惑和不解。廖木森先生所编的《一脉香沉》一书将引你入门，教你辨别沉香真假，与你探讨沉香优劣，带你品鉴棋楠珍物，让你享受沉香文化。该书倾注了廖家两代人关于沉香几十年一脉相承的实践和思考以及对沉香文化的珍视和情怀，全书图文并茂，通俗易懂，实用性、欣赏性强，值得处于不同认知阶段的沉香爱好者和香友仔细品读。

　　"旧时王谢堂前燕，飞入寻常百姓家。"随着人们生活水平的提高，沉香制品也逐渐走入寻常百姓家。沉香散发的清香沉静而高雅，在当今快节奏的社会生活中能舒缓压力，使人心平气和，其制品也就成为居家养生的佳伴。该书的出版将有利于人们直观便捷地认识沉香，促进体现国人精神气质、民族传统的香文化的传播、继承和弘扬。

林金国

（福建农林大学教授、博士生导师）

2021年3月

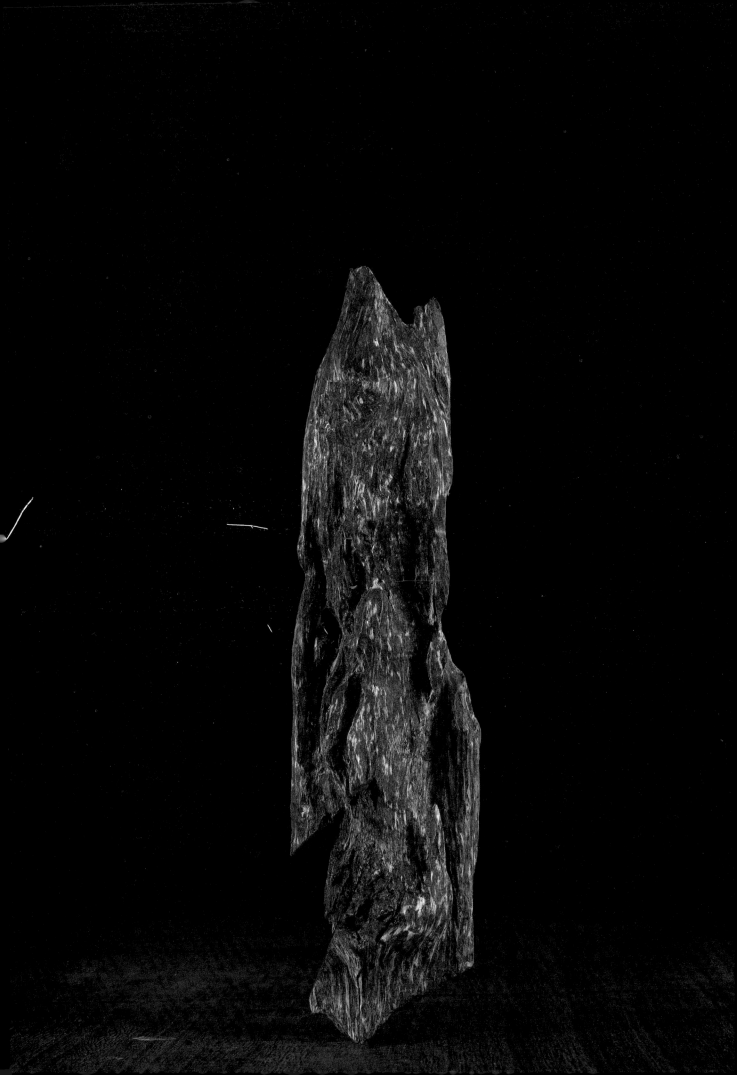

目　录

前言

滚滚长江东逝水，浪花淘尽英雄。是非成败转头空。青山依旧在，几度夕阳红。白发渔樵江渚上，惯看秋月春风。一壶浊酒喜相逢。古今多少事，都付笑谈中。

每当读起这位名居"明代三大才子"之首的杨慎的《临江仙·滚滚长江东逝水》，都会不禁感慨：历史洪流滚滚，不论一个人曾经多么叱咤风云、名满河山，抑或位极人臣、君临天下，在这不断向前的历史长河里，也终究逃不过湮灭其中的命运。

作为木之森沉香品牌的传承人和木之森香学堂的创始人，阿廖我深感香文化传播的任重道远。在与沉香打交道的这些年里，及至后来接过老廖递来的这个担子，我一直在探寻传承香文化的新路子。

说起老廖，他于我为父亦为师，我这一身辨香识香的本领也是他手把手教出来的。在老廖多年来的言传身教下，我耳濡目染，对沉香也到了愈发痴迷的地步。及至现在，我深耕香学研究，更加理解父辈对于沉香的情怀和遵循的匠心，这让我深受鼓舞。传承香文化，打造百年香馆的愿望在我心里生根发芽。

只不过大浪淘沙，漫漫传承路，未来如何，我也无法预料，但我希望木之森这个品牌能是那块历史浪潮中淘出的金子，能是中华香文化复兴的中坚力量。这不是一句大话，也不是一句空话，而是出于一个爱香人对于香文化传承的殷切之心。

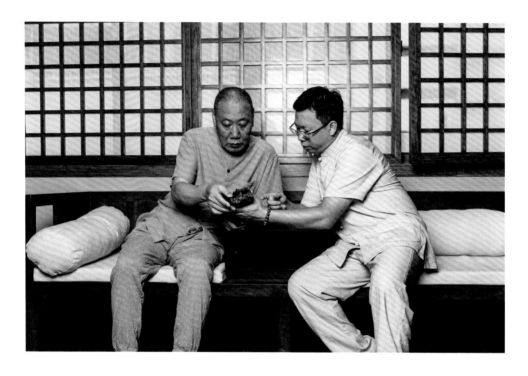

　　我没奢望凭一己之力就能做到这些，我也明白这不是一蹴而就的事情。尽管如今沉香圈子里吵吵嚷嚷的声音很多，各类商家层出不穷，我对木之森的期许，依然是保持最纯粹的初衷——带领更多的沉香爱好者共同奔赴香文化传承之路。

　　作为如今木之森的当家人，阿廖能做的可能不多，不过为一些想要入门的朋友们做点力所能及的事情还是能办到的，于是就有了这本书。

　　应该以什么样的方式来和大家普及沉香知识，才能更直白浅显，从而让喜欢沉香的朋友们不至于一看书就被这些专业知识吓到，我想了很久。思来想去，又和老廖取了经，听了一些意见，最后拍板，就采取由老廖口述、我做整理补充这么一种形式。

　　我想，父辈几十年与沉香打交道的真实经历应该比一切虚头巴脑的专业术语都更容易被大家接受吧。第一次出书，不足之处还请大伙儿海涵，也希望每一位看过此书的朋友，能够提出一些宝贵的意见，阿廖定当听取，以期能做到更好。在此先行谢过各位！

引子

INTRODUCTION

我有一碗酒，足以慰风尘。

老廖这还有一个比烈酒更烈的故事。

今天盛满，待你坐下，端给你喝。

成名一战：
用命"换"来的棋楠香

还记得刚建新厂不久，老廖我一腔热血，浑身是劲，一门心思扑在搜罗原料上。那时候在我看来，没什么能比自己工厂的料比同行多、比同行好更让人有成就感了。最让我引以为豪的是当时从越南深山收回来的一块棋楠，当时兴奋得不得了，好像自己已成为世界首富，走起路来都带着一阵风。

也是这一块棋楠，让之后的木之森在行内掀起一番波澜，成为炙手可热的烫金招牌，可谓一战成名。

而当时，为了弄到这块料，我在越南前前后后折腾了将近一年的时间，先是历经千辛万苦，寻料打听消息，再到后来不厌其烦地去银行贷款。之所以对当时去银行借钱的印象特别深，是因为当时厂房换新，把原来的旧设备全部拆除处理掉，然后花了大价钱从加拿大和德国进了一批高精准的数控设备，刚好那时又在印尼收了几十公斤的沉水料，花了190多万元。那个阶段可以毫不夸张地说，除了一些木头和几台机器设备，老廖身无分文！连交电费我都感觉有些吃力。现在想想，那时候的自己真的浑身是胆，同行不敢入手的原料，只要我看上了，就吃了秤砣铁了心，没钱也要想办法拿下，那时候自己挺鲁莽的。好在上天眷顾，当时大量收料为日后木之森的发展悄悄打下了基础。

为了吃下这块棋楠料，其间来来回回的辛酸就不一一叙说了。拿到这块料子的时候，我折腾了整整一个晚上，又是包又是藏，生怕它和人参一样长脚跑了，一宿都没有合眼。当时的心情我想你们大家应该不难想象。

为何选这个故事作为开篇，在老廖看来，创业初期的第一份艰辛换回的收获以及那份喜悦是最刻骨铭心的。痛，也快乐着，实在是这块料子来得太不容易。

这块棋楠说是用生命换回来的，一点都不为过。当时，香农把料子交到我手里的时候，他整个人都是颤抖的，不是料子值钱让他手抖，而是当时采这块料的时候，他压根就当自己死了！

事情还得从这位香农进山收香说起。那天，他根据事先踩好的线路进山挖料，一切都按事先预计的一样，很顺利。挖好料准备出山往回走，估计是顺利过头了，他有点大意，开了小差，没按上山的原路走，也没留意脚下，竟然踩到了地雷！这些没有扫干净的雷大多是中越战争时期留下的，还有部分是越南战争时期留下的，数不清到底有多少。战争结束了，政府只是象征性地在人口多的村落周围扫了一部分，就再也没有理会了，因为深山老林里没有什么人，由于财政困难，当时的越南政府是不会花钱做这些没有意义的事情的。以前不会做，现在自然也不会再做。

　　这颗雷也不知道是什么时候留下的，老香农当时就傻了！料子是挖到手了，可估计自己最少有一条腿要赔进去了，糟糕的话整个人今天就得交待在这里了。当时随行的一共有两个人，一个是香农的儿子，一个是合作多年一起挖香的搭档。搭档一看踩雷了，二话没说，就三步并作两步地往山下跑，跑到最近的村落里去叫人，但是深山老林里没人愿意去，除了一些没被发现的暗雷外，还有一些不知名的毒虫和野狼、野猪。搭档花光了随身带的钱，才雇了几个年轻胆大的小伙，拿着担架和一些简单的医疗用具再次进山。老香农这边站了好几个小时，已经颤抖得不行了，一边哭一边交代好儿子采完这次香，以后就不要再从事老辈人代代传下来的这个行当。爷俩都是没有见过外面世面的人，这辈子都在和毒蛇、毒虫打交道，为的就是采香换些钱，好养家糊口。除了采香手艺，其他的都不会，这次踩雷真是让他们不甘和痛心。等到搭档和村里人赶来，天都要黑了，如果再不出山，估计所有人都要被困在山里头，到了晚上指不定发生点什么意外，所有人都得把命搭在这里！老香农看了看一直陪在身边、自己一手带大的儿子，摸了摸他的脸，心一横，咬着牙把这条腿给豁出去了，一抬脚，"砰"的一声，重重地摔坐在地上。大家担架都准备好了，就等着把老香农抬出去，结果不知道是不是老天有眼，雷竟然没有炸，原来是个哑雷！老香农是站得太久体力不支，加上神经紧张，"砰"的一声摔倒了。

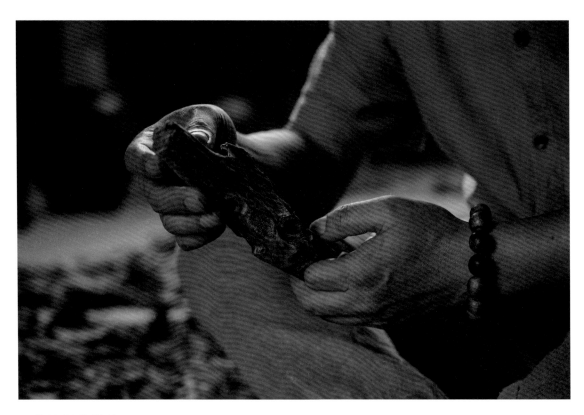

△ 挑选沉香原材

　　香农赌的是命，老廖当年何尝不是拿自己的身家性命在赌？只是时过境迁，你们大多数人根本体会不来当初我对沉香的那份狂热与挚爱，以至于现在一些半路出家的沉香商家多少会不屑地说："以前的沉香便宜，木之森不就靠当年囤料多一些而已，要不然哪有现在！"

　　如果还是年少轻狂时候的我，听到这话一定会毫不犹豫地还击："那李嘉诚先生不就早期囤了些地，房产、商铺多了一些而已？以前经济危机的时候，地便宜，要不然哪有现在的长江实业、和黄集团、长江基建！"

　　而现在我听到类似这样的言辞，虽然还是做不到云淡风轻，但也只会轻轻托起手中的青瓷茶盏，抿一口老班章，轻声地仿佛问自己一般："若如此简单，那当年的你在哪？"然后一笑了之。

　　都只知晓李嘉诚先生是富豪，殊不知当年从九龙仓收购案急流勇退后的他，也是压上了自己的身家，上演了一场商场奇迹"蛇吞象"，吃掉了汇丰的和记黄埔，这才造就了一个商业王国，一个现代版的经营神话，成了一个空前绝后的"商圣"。

　　常常有人跟老廖说："做你们这行的不就是资金多点，货多囤一点就行了嘛，有什么难的？"老廖淡然一笑，回答："是啊。"

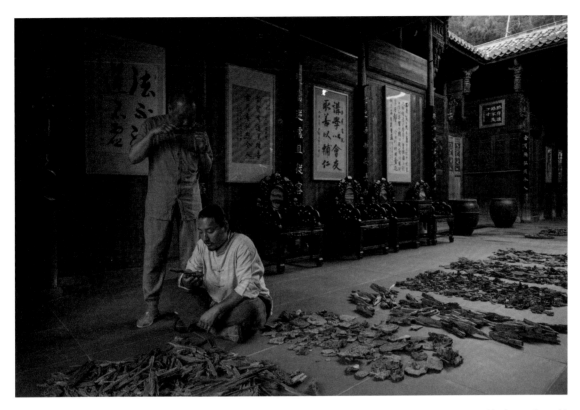

△ 挑选沉香原材

这个中的难处，老廖已不想做太多的解释，那酸甜苦辣就如《六祖坛经》里说的，如人饮水，冷暖自知。当大家品鉴手中珠子、为其感叹时，并不知道每一块料子都有它的来历，都有属于它的故事，更不知道我们头顶烈日、身处险境收料的艰辛与苦楚。

老廖不是谦虚，但说实话，想想自己也确实没有什么长处，这么多年来能一直走到现在，要感谢早年有几位身处幕后的老朋友帮忙，没有他们采料、供料、验料，老廖也拿不出多少好香与大家分享。

像陈伯、常伯、潘子、李姐、梁子等等，私底下厂里的徒弟们常常尊称他们为"八股"，八人特长不一样，但每个人都能为老廖独当一面，缺一不可。

俗话说得好：一根篱笆三个桩，一个好汉三个帮。正因有了他们的支持与默默付出，老廖才能走到现在。大家因为志同道合，更因机缘走到一块儿。

也有很多来自五湖四海的老朋友，神交许久，却素未谋面，是老廖还没那个福分和机缘与大家相聚，秉烛畅谈。但老廖相信，机缘一到，我们定然会聚首！

什么是沉香？

这个问题，请恕老廖不展开来说。为何？既然分享，我就想分享一些我们沉香这个行当内那些鲜为人知的内容，大家不容易接触到的信息以及被市场扭曲、大家所误解的知识。类似于什么是沉香、沉香有什么市场价值、沉香有什么药用价值这些问题，网上真的一抓一大把，众说纷纭，而且关于沉香的书籍多如牛毛，稍微一翻，回答五花八门，根本没有标准答案。这样的问题展开，七天七夜都说不完，没必要再大费周章来阐述，因为老廖实在是不想浪费大家时间。

所以，对于什么是沉香，老廖我只用一句话替大家概括总结，也请老友们花60秒的时间看一下，就当温故而知新。

沉香是指沉香树受损、受伤后，树木为了自保、自我修复而使自身分泌一种树脂，恰好这个修复过程当中又被外界一种独有的菌种所感染而发生一系列复杂反应，再经过大自然的洗礼，最终结出的一种特殊油脂，我们把这个油脂称为"沉香"。

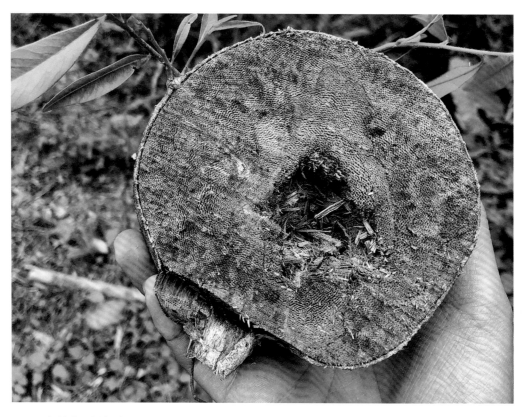

△ 沉香树断后结香

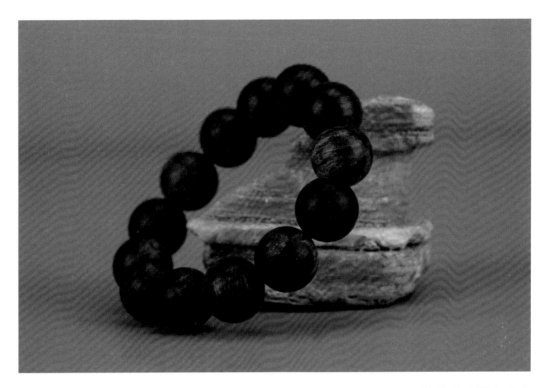

沉香为何稀缺？

　　这个问题依旧不难，老廖继续为大家省时间，概括如下：

　　能结出沉香的树种是非常少的，同时还需要自然界外因对沉香树的破坏，例如电闪雷劈、风吹雨打、动物攀爬碰撞、蚁虫啃咬等，额外又需要特殊菌种的侵蚀，在特定的自然环境下才有可能结出沉香。

　　存量少且不可再生、具有极高的药理价值是沉香稀缺的重要原因。由于种种条件的约束和限制，沉香出产率极其低，所以，自古以来，沉香都是皇室专享。沉香还是一味名贵的中药材，清人神，补五脏，健脾胃，益气神，对于补气生津、纳气平喘、安神助眠等有很好的辅助效果。《本草纲目》中谓其"一片万钱，冠绝天下"。我们所熟知的速效救心丸里最重要的成分之一便是沉香。

　　这就是沉香能成为众香之首、被誉为"木中舍利"的原因。

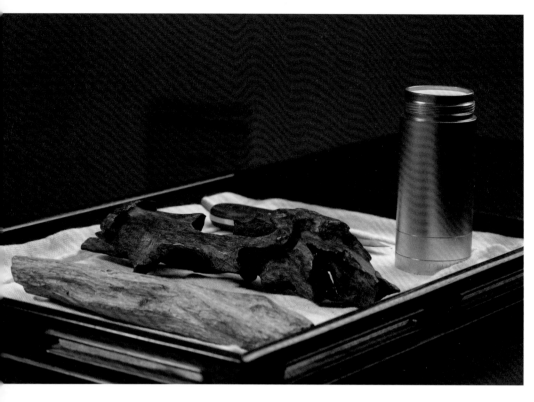

沉香形成需要哪些因素？

　　既然玩香，那你就有义务和责任了解沉香形成的四大因素并做好普及，因为传承非一己之力可成。

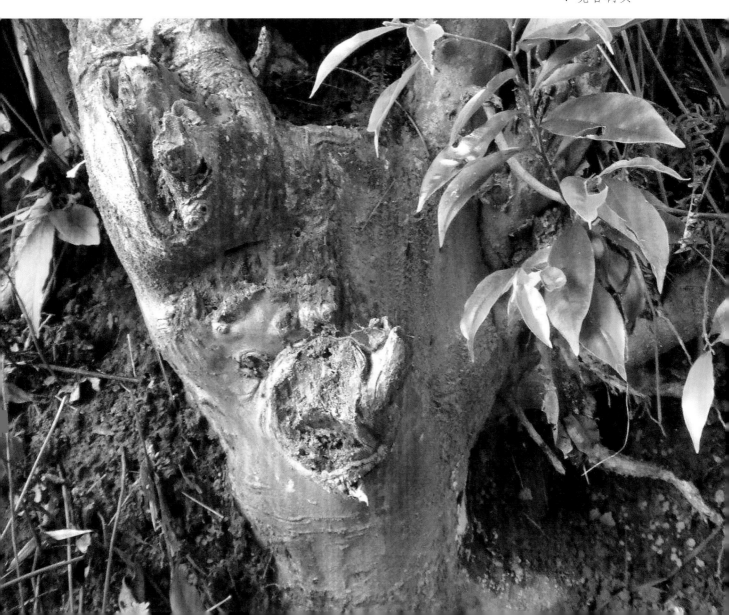

沉香形成有四大因素：

一、基础因素

沉香母体（也就是哪些树种可以有机会结出沉香）：瑞香科树种。

而因地理位置差异，瑞香科树种又可细分为三类：

第一类：莞香树。主要分布于我国两广地区（广东、广西）和滇南琼崖之地（云南、海南）。

第二类：蜜香树。主要分布于中南半岛地区，例如越南、柬埔寨、老挝、缅甸、泰国等地。

第三类：鹰木香树。主要分布于印尼、文莱、马来西亚、巴布亚新几内亚、菲律宾等地。

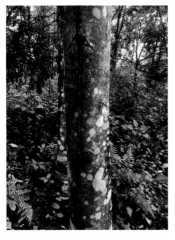 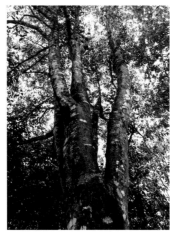 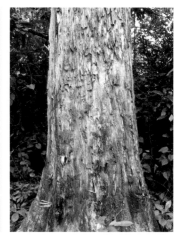

△ 莞香树　　　　　△ 蜜香树　　　　　△ 鹰木香树

二、必要因素

除了母体，还得有介质。而这个介质非常特殊，它是来自大自然的菌种——结香菌。

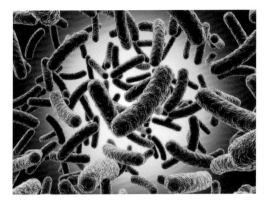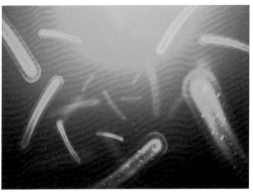

△ 结香菌

三、关联因素

只有母体和介质，还不能结出沉香，还需要第三个重要因素，让两者结合，那就是大自然外力关联因素对母体的破坏，例如蚁虫啃咬、动物攀爬、台风摧毁等，这些因素对母体造成破坏，才使得结香菌进入母体沉香树，从而发生反应。

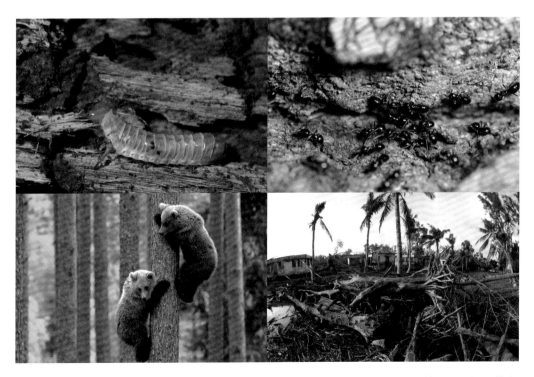

△ 蚁虫啃咬、动物攀爬、台风摧毁

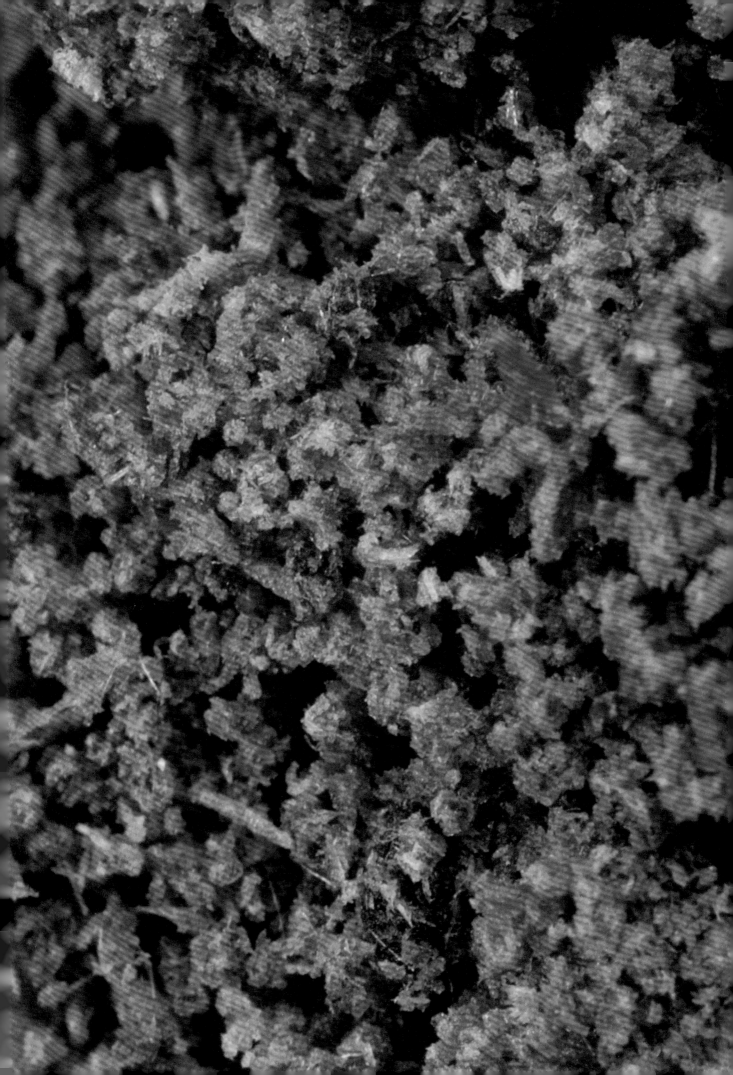

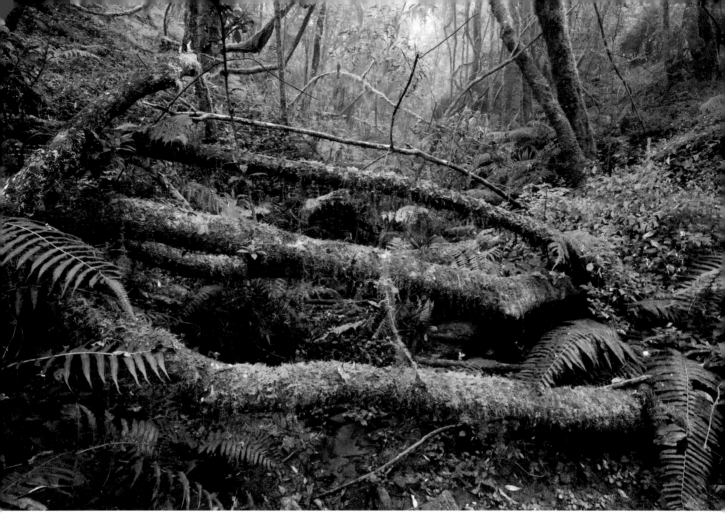

△ 结香环境——热带雨林

四、最重要也最容易被忽略的前提因素

那么有了母体、介质和外力的侵蚀之后，还需要第四个最重要的因素，而这个因素恰恰最容易被忽视，假设没有这一因素为前提，那么前三个因素都是徒劳，它便是独特的自然环境。闷热潮湿的环境、强烈的光照、丰富的雨量、树木疯狂地生长、菌类不断地繁殖……这些加起来才有可能促使沉香的形成。

如果你还没理解到第四个因素的重要性，请容许老廖问一句，你便会明白。试问：欧美非及中东地区为何没沉香，而只有位于赤道附近的东南亚地区才有？答案便是：环境。

只有独特的自然环境才能滋生特殊菌种，特殊树种才能生长，才有可能促使沉香最终形成。

每一块沉香，都是真的来之不易！

沉香和沉香木的区别

沉香是沉香树结出的油脂，那么没有油脂的部位就是沉香木，两者出自同一母体，但价值却是完全不同的。好比榴梿树结出榴梿，一斤可以卖20元，但不能说榴梿树上的一个树杈一斤也卖20元。

那新手怎么分辨沉香和沉香木呢？今天教你一个非常实用的入门方法。

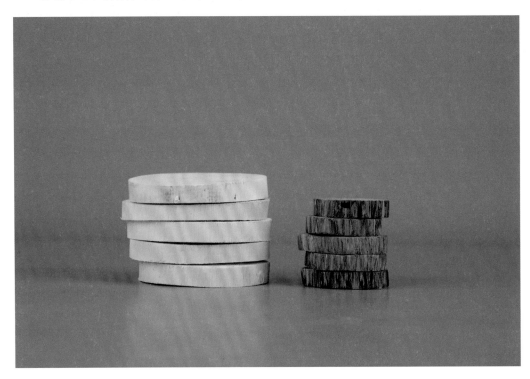

△ 沉香木与沉香

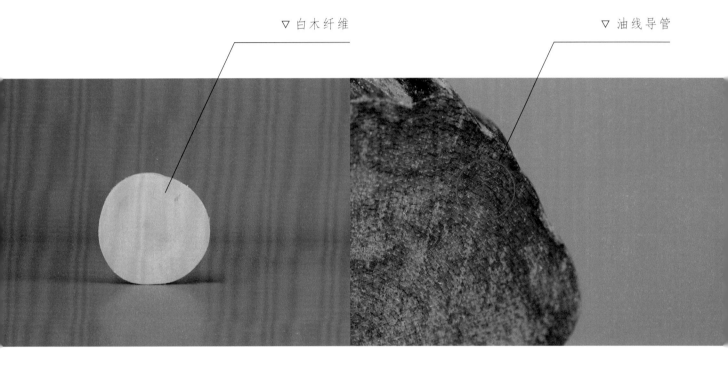

一看油线。

　　沉香是经过结香的，木质部里带有条状或者丝状的油线毛囊，会呈现黄黑色或者咖啡色，个别的会泛蓝绿色。且这些油线因为是自然结香过程中形成的，呈现的是不规则分布状态。而沉香木未经过结香，所以没有油线。

二闻香韵。

沉香会带有自然散发的清雅香韵，不同的沉香气味不同；而沉香木除了自身的木香别无它味。

那沉香木就没有价值了吗？错，它具有药用价值，可以入药。同时，沉香从沉香树体取下时，没办法100%取干净，会或多或少留下一些附着在沉香木上。那么这部分的沉香木还可以进行提炼，萃取精油用于制作香水以及用于制作生活用品，例如沉香木枕头、沉香皂等等。

此外，老廖认为很有必要说一下，并不是通过价格的高低来判断是沉香还是沉香木。很多刚接触沉香的新玩家容易犯教条主义错误，他们认为贵的才是真沉香，而便宜的就是沉香木。这就给了那些卖高价高仿货的商家可乘之机。对于沉香价值和价格的高低，后文中我们会阐述。

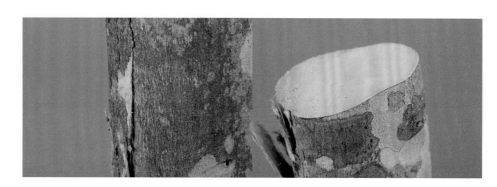

△ 人工种植沉香

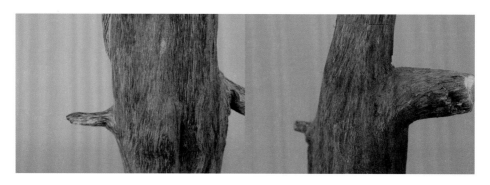

△ 天然野生沉香

天然野生沉香和人工种植沉香的区别

对于这个问题，倘若您没耐心、没时间，那请直接忽略。不然，老廖我恳请您花300秒的时间将以下内容阅读完，请别半途而废。这300秒是我花半生时间来做的总结。

因为这个问题如果让我展开讲，可以单独出一本书来阐述。但那样就会显得针对性和学术性太强，大家肯定不感兴趣。如果不是从事这行的，没必要也没时间做那些烦琐的学术探讨。所以我尽最大能力缩短篇幅，请君耐心阅读，感恩合十！

天然野生沉香是在自然环境下结出的精华，每块均具有不可再生的特性。野生沉香结香方式有很多种，如倒架、水沉、土沉、蚁沉、脱落沉等，形成的品种也各不相同，有虫漏、板头、老包、盔壳、脊骨等等。

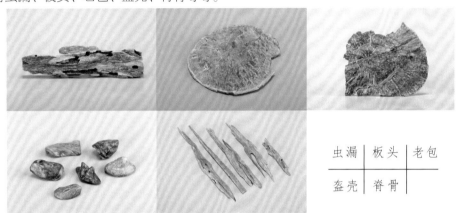

虫漏	板头	老包
盔壳	脊骨	

这些专业名词，我这里先不做过多介绍，如果有感兴趣的香友，我们以后会展开来说。不管属于哪种结香方式和品种，野生沉香形成过程当中，都没有人为刻意干预，一切都是自然界种种偶然外力因素作用下的小概率事件。

我们要重点讲讲人工种植沉香。只有了解人工沉香的特性，才好与野生沉香的特点做对比。

目前，沉香树种植主要见于以下三个地区：中越边界地带、海南地区、广东地区。均以莞香树种为主，因为这种树种成长速度快、周期短。

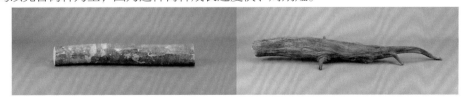

△ 人工种植沉香 　　　　　△ 天然野生沉香

这些人工种植的沉香树仅仅是白木香树，并没有结油，价值不高。当它们生长到一定周期后，种植者就会进行人为破坏、干预，模拟大自然环境，开始人工催香。树龄越高，越容易催香成功，所得沉香品质也相应越高。

人工催香目前主要有三种方式：

第一种：吊针药水，即人工接菌法

这种方式是借鉴沉香树自然结香过程中会受到菌种侵蚀的原理，给种植的沉香树定期定量注入含有人为培植细菌类酵母元素的化学试剂，使其发生病变、结香，类似我们人类吊瓶输液。

吊针药水法催出来的人工沉香以大块状为主，成色大体发乌，油线疏松不密集，且粗大发黑，上炉味道差，带有涩感，烟熏刺鼻辣眼。这种香没有药用价值，更谈不上熏香、养生作用，甚至带有一定危害。这种香极容易被一些有心商家利用，混入天然沉香当中好坏参半销售。新手一定要多看，并不难辨别。

总结此法特点：可量产、没价值、有危害、不可入药。

真正难以与天然野生沉香区分开来的是下面将提到的第二种与第三种。

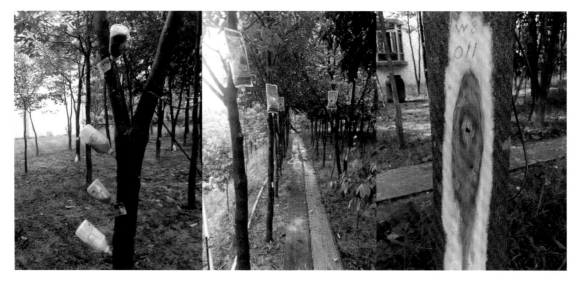

△ 吊针结香

第二种：人工火眼，即火钻凿洞法

这种方式是当下最为流行、使用最广泛的，催香过程没有化学物质参与，是以纯人工方式外力破坏，并且用最快速度催香。这种加速度方式就是打火眼，也叫火棍、火烙。

这种方式是老一辈传下来的，颇具历史风味。在没有电钻的时代，就是将整根烧得通红的长铁钉钉入树体，使该部位被热量灼伤，促使沉香树开启自我修复，分泌树脂。

而现在基本是用机器钻孔取代打火眼，通过电钻高速旋转摩擦钻入树体，使树体灼伤，从而加速催香，只有中越交界的部分地区还会沿用古法火眼。

这种凿洞法也有讲究，多大树龄才开始开孔，开孔大小，间距多少，数量一排几个、一共几排，何时取香才不会把沉香树折腾死等等，都有严格要求，通过实践可找到最便捷、最有效率、最短时间催出最多人工香的方法。

由于这种催香方式不使用化学试剂，所结沉香对人体并无伤害。但由于是火烧式物理破坏法，加上成香时间短，品质并不高，因此没有什么入药价值。有香友会问：那如果催香年限加长，品质是否会更好呢？确实是会更好一些，但并不会好非常多。品质没有办法得到一个质的提升，反而拉长年限，无疑会给催香种植者增加额外成本。在这个急功近利的时代，大家都不愿意晚他人一步赚钱，能尽快变现的肯定会第一时间快速套现，因此人工火眼产出的沉香不可能有品质高的。如果要高品质一些的沉香，就会采用下面介绍的第三种方式——木打木。

人工火眼催的香，上炉味道略带甜味，但同时也带有明显的木质纤维灼烧味，熏香品质不高。但可打粉做线香、盘香、祭拜香或萃取沉香油等，还是具有价值的。

对比天然野生香，经常品鉴天然原料熏香的香友，是可以通过气味分辨出高下的。就好比老烟枪，经常抽烟就可以抽出烟草的优劣与真假。

总结此法特点：可量产、品质不高、可调香、可提炼精油、无危害、不可入药。

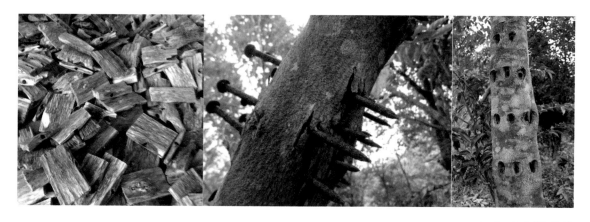

△ 人工火眼结香

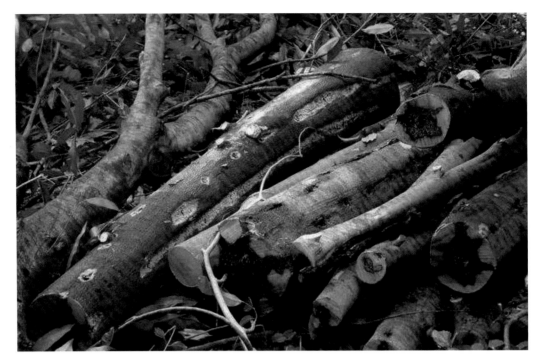

△ 木打木结香

第三种：木打木，即物理模拟法

这是人工催香方式里效率最低、产量最少的一种，但却能产出品质最高、最接近天然野生香的人工香。

类似于打火眼催香法，木打木也需要对沉香树进行人为破坏打孔。但是此法是将木钉打入树体，并没有像打火眼那样灼伤树体。等一定周期过后，树木开始自我修复分泌树脂时，再将木钉拔出，剩下的就等待自然结香了。

同打火眼一样，木打木对于何时开孔、开孔大小、间距多少、数量几个、何时取香等也是有严格要求的。

这种方式是直接模拟自然结香的环境，只不过用人为刻意破坏取代了自然界对沉香树的破坏，因此结出的香是最接近天然品质的。

网传的砍伤法，说的也是木打木原理。只是砍伤法的效率和产量极低，砍伤只能使得树木表层结香，而木打木所用的钉子是整根洞穿沉香树，结香量更大。

木打木这种催香法结出的香品质最接近天然香，是可入药的。

总结此法特点：不可量产、有一定熏香价值、接近野生香、可入药。

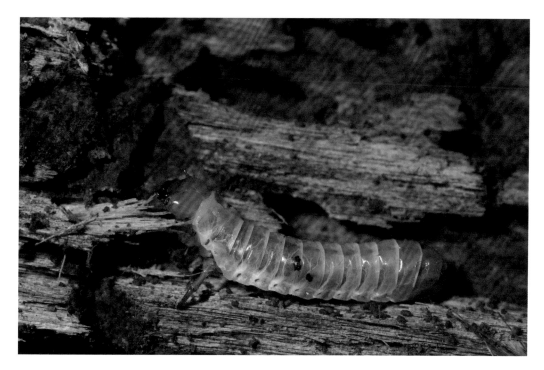

△ 引虫法结香

再说一点题外话。聪明的人们通过实践不断总结和分析，找到了一种提高木打木品质的方法，那就是木打木配合引虫法。

瑞香科沉香树种与生俱来就对昆虫有很大的吸引力。它们散发的味道会吸引虫蚁啃咬。所以在大面积种植沉香树的区域，种植者会在木打木后引入大量昆虫、蚁虫，它们的啃咬、筑巢等活动能够提升香的品质，因为虫蚁在啃咬过程当中会分泌唾液、蚁酸等物质，结出的香韵味特别甜。

这种品质的香外行人很难将其与天然野生香区分开来，只有内行人和老玩家才能从结油分布情况、香韵层次感上体会出来。

哪怕木打木能完全模拟大自然结香环境，所产之香的品质也只是无限接近天然野生香，而没办法等同于野生香。因为人工沉香缺少了足够长的时间沉淀和大自然该有的长时间洗礼，其香韵层次感弱，味道基本始终如一，没有明显的初香和尾韵，依旧无法媲美天然野生香。

最后总结一下，人工香和天然野生香最大的区别在于：

1. 人工香没有收藏价值，具有明显的可创造性和可量产性。

2. 人工香无法取代野生香，即使木打木催香法得来的香也仅是接近。

3. 随着时间推移，野生香越来越少，价值会越来越高，而人工香规模化后，将越来越廉价。

沉香有哪些结香方式？

在老廖开始讲一些行内鲜为人知的内幕之前，首先还是要总结一下大家可能看着有点烦的、也经常听到看到的几个行业名词。

现如今，市面上总结出的沉香结香方式主要分为如下几种：

一、倒架结香

香材中空，木质松软居多；味道甜润、等级高；树木因为自然外力受损而折断、倒伏于地面之上，伤口裸露而结出油脂。

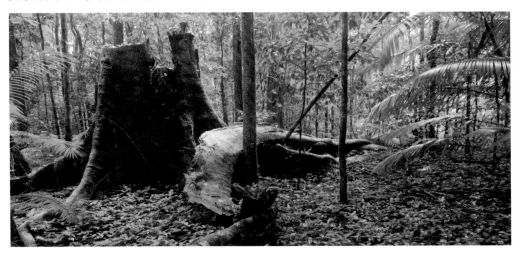

△ 倒架结香环境

二、水沉结香

香材实心厚实，密度大；味道厚重深沉、成品率高；树木位于江河湖泊的淤泥中或沼泽地里而结出油脂。

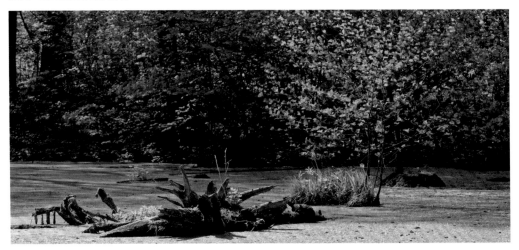

△ 水沉结香环境

三、土沉结香

香材酥松密度低；味道甘醇富有张力；树木埋于土里而不断碳化结出油脂；可细分为红土、黄土、黑土品质。

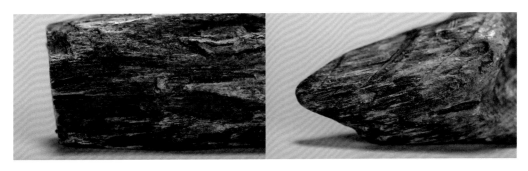

△ 富森红土

四、蚁沉结香

香材虫蛀多，大块厚实但中空或残缺；原料等级高且少；味道好，甜蜜而冰凉，树木结香过程当中被虫蚁啃咬，在昆虫唾液和其他分泌物的参与下而结出油脂。

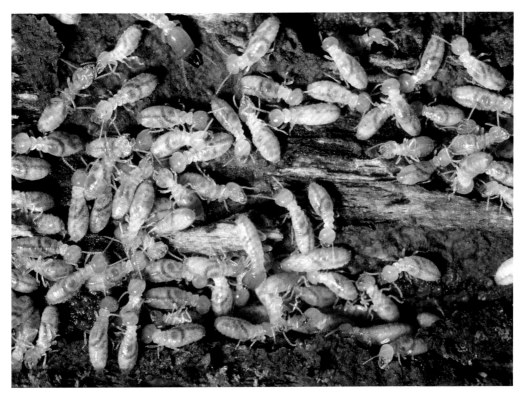

△ 蚁沉结香环境

好了，讲完这些新玩家多少有一些基础知识了，请再和老玩家一起来听听其实你们并不知晓的。

不论什么倒架、水沉、蚁沉还是土沉，都不是原来就有的词汇。这些名词都是慢慢衍生出来的，而且还是从台湾地区传过来的。

在老廖最开始从业的时候，沉香并没有这样划分。我们那时候对于沉香只有两种说法：是或不是沉香。如果是沉香，也只分两种：沉水和浮水。

而在印尼、越南、马来西亚等几大原料国，也都没有这样的叫法。包括现在衡量珠子油性高低的名词，如沉水浮、半沉浮、七分沉、八分沉、九分沉等，也都是近年衍生出来的。

这些等级划分方法和专业名词，是由最早一批台湾香文化圈子中很有威望的香道师所创的香社（也叫香会）制定并传播开的。

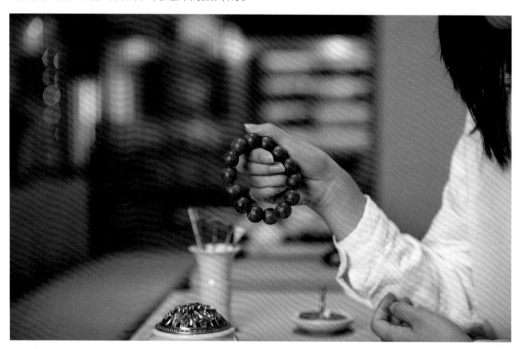

△ 浮水沉香手串

再来看现在市面上，我发现有些商家会抓住这一点，说什么这些名词是人为杜撰、编造出来，糊弄消费者的。我觉得其实这种观点并不正确，有点哗众取宠的意思在里头。随着时代的进步和大众对沉香的了解不断加深，沉香行业势必更加专业化和细分化，一些行业标准是不断衍生并完善的，这是香文化复苏的好苗头、好趋势。如果还一味地停留在我们那个年代，只管是不是沉香，而不研究是何种情况下形成的沉香，思想难免有些陈旧、不与时俱进。如若不然，就是想搞与众不同、独树一帜，好博取在座看官的眼球吧。

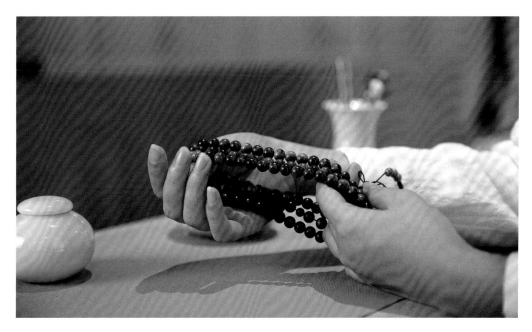

就像早期的核桃，那就是核桃。到了"京城王爷三件宝，核桃扳指笼中鸟"的时代，随着文玩风气的鼎盛，核桃被用于把玩，慢慢地就开始有了分类，人们根据核桃的形体成色将其分为狮子头、大官帽等不同品名。我们不能一味地说这些名词是杜撰的，它们是细分的结果。

沉香亦是如此。早期没有这样的叫法，只是因为没有细分开来，并不表示不存在。沉香形成的环境不同，结出的香品质自然不同。那么根据香品的环境差异性来划分它当时到底是在何种环境下而结出的香，是江河湖泊的沼泽淤泥里还是地下深处的土质中，从而划分出水沉、土沉、倒架、蚁沉，是合理的。

那有香友可能会问：为何是从台湾地区传播开的，而不是从北方京津唐地区或南方江浙闽地区传播开？这又涉及香文化传承和断层的问题，我们后续会聊到。和老廖一样出生于五十年代的朋友都应该清楚，那时候新中国刚建立不久，各行业百废待兴，人民群众的生产生活围绕的是"以粮为纲、全面发展"，当时的时代背景并不适合香文化的传播和普及。温饱问题都没解决，谁有那闲情逸致品茗、闻香、悟道？

另外，市场上还有一些经常听到的名词，如海沉、沙沉、药沉、金丝沉等，层出不穷，我发现这些名词更多的是套用在一些假货上，是真正的售假商贩为营销而杜撰出来的，目的就是想挂靠沉香，所以大家要警惕。

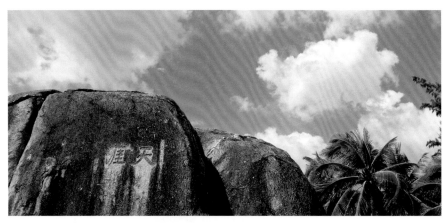

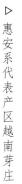
▷ 国香系代表产区海南

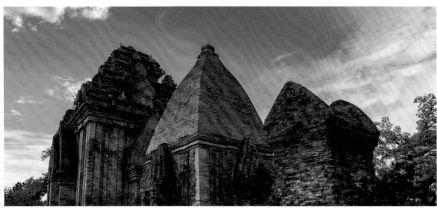

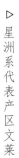
▷ 惠安系代表产区越南芽庄

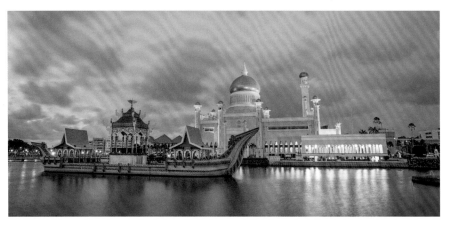

▷ 星洲系代表产区文莱

沉香分哪些派系？

这个知识点，估计也会占用大家比较久的时间。如果前面几章您都认真看了，那老廖建议要不休息下，这个章节留着下回阅读。我是有私心的，我是希望我辛苦整理的文字大家能一字一句地认真看，那样我会觉得我的辛劳很值得。不要走马观花，一目十行，不然我会伤心的，虽然我不会掉眼泪。

好吧，树老根多，人老话多，不偏题了。这一章节，如果您细心阅读，您会发现有很多细微的知识点，有时候专业与否就在于那么一丁点儿。

众所周知，我们中国武术分少林、武当等门派，中国国画分南派、北派，国粹京剧也分梅派、程派，那么沉香自然也是分派系的。根据目前市面上流通的情况，大致可以分为四个派系：

星洲系和惠安系这两派大家应该不陌生，近年来火热的还有国香系和回流系。

一、星洲系

主要包括印尼、文莱、马来西亚、巴布亚新几内亚、菲律宾等以种植鹰木香树为主的地方。星洲是新加坡的旧称，但新加坡本身是不产沉香的，而是利用港口的便利，成为这片区域的沉香集散中心，故而产于该区的沉香被命名为"星洲系"。

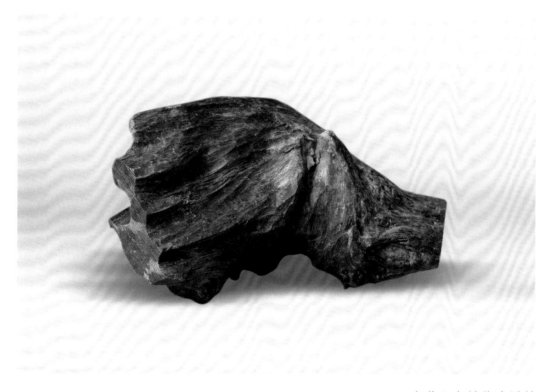

△ 文莱沉水树芯油原材

二、惠安系

惠安是越南的一个海边小镇，周边地区的沉香通过内陆河运到惠安港口，再从港口运往东南亚各地乃至全球。惠安也是作为一个沉香交易的集散中心而成为香系之名的，树种以蜜香树为主，产区包括越南、柬埔寨、老挝、缅甸、泰国等。

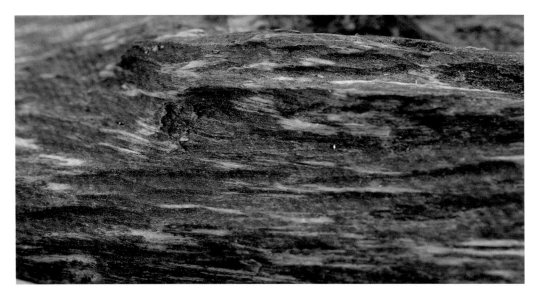

△ 星洲系

不同于星洲的是，越南惠安本身也是一个沉香产地。

星洲系、惠安系因为地理位置的不同、气候的差异以及沉香树种的区别，产出的沉香在味系上有明显的差异。惠安系沉香大体以清甜幽雅为主，富有层次感，星洲系沉香大体以浓郁、醇厚为主。

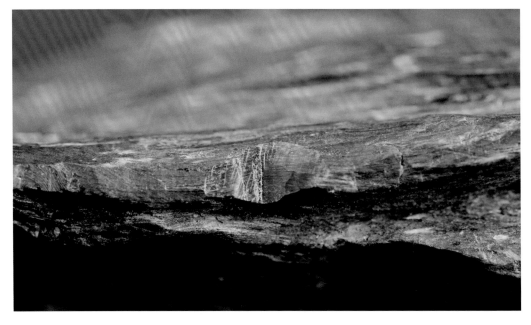

△ 惠安系

三、国香系

从字面上不难理解，主要是以我们中国国产香为主，像莞香、琼香、港香。因为味道的独特性和原材的极度稀缺性，加上近年来市场异常火爆，故而自成一派。

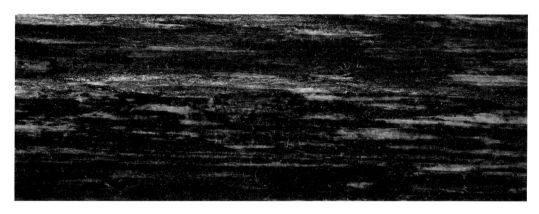

△ 国香系

四、回流系

在四个派系里最为独特。它不是单纯地指哪些产区的香，而是指经过多次交易，在各地中转，最终再回流到我们市场上的香。总体来说，回流指的是一些原产地的东西，被国外买家买走了，之后再被买回来。

受政治、经济、时局等各种因素影响，近代沉香的主要消耗大户并非中国，而是中东和日本。中东人把它用于提炼精油，日本人把它用于香道熏香。中国近年来香文化复兴，消费增长迅速，行内人把从其他国家或地区买回来的库存老香叫回流料。目前市面上回流也以中东回流、日本回流为主。

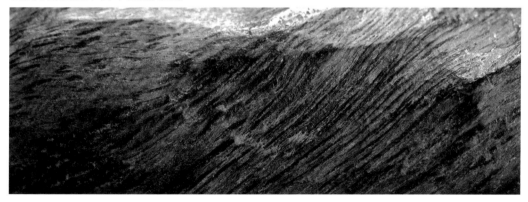

△ 回流系

回流之所以最为独特，是因为它的料子在香韵上发生了一个质的改变，因为它被"合香"了。要想了解中东回流和日本回流的特点，我们得先从两地的用香文化说起。

回流系之中东回流:

提到中东,大家很容易联想到土豪。确实,在水比油贵的中东地区,凭借丰富的石油资源,中东土豪真的不差钱。我们熏香是一两克、零点几克地熏,他们熏香是整个大炉回来,成块成块地熏,要的就是这种奢华感。因此,沉香的消耗对于他们来说是非常大的。

然而消耗最大的不是熏,而是将沉香提炼成精油。因为中东地区属于热带沙漠气候,全年干旱少雨,我们随意使用的水对这里的人们来说是无比宝贵的。用水洗澡对他们来说简直是过于奢侈的事情,而沉香提炼出的精油有一种独特的天然香韵,能够掩盖身上的异味。加上沉香的香味有持久性,在干燥的沙漠里能留香很久,因此沉香精油对中东土豪来说是必不可少的消耗品。

除了沉香精油,富裕的中东人还会用其他香料涂抹身体,包括从植物萃取出来的精油,并用沉香和其他香料进行调和,以调配出与众不同的香味。沉香对他们而言主要就是用于熏香或者涂抹,这种习惯使得他们没必要对沉香进行单独封存。他们经常会把沉香和其他香料混合在一起,等到要用的时候再取出。

久而久之,沉香受到其他香料的熏染,味道开始发生本质的改变,拥有了一种与众不同的独特韵味,我们称之为合香。

这种变化为合香的中东回流沉香原料大多是存放许久、已经干透的老料,加上中东人对品质的要求和不差钱的消费习惯,这种沉香原料都极其好!

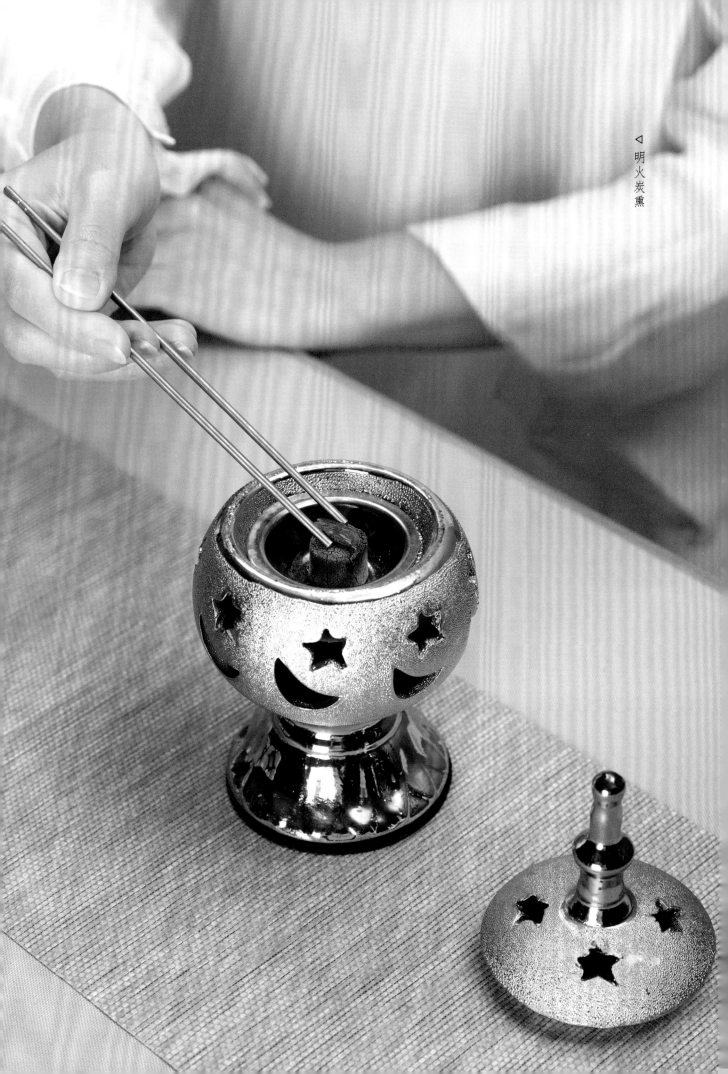

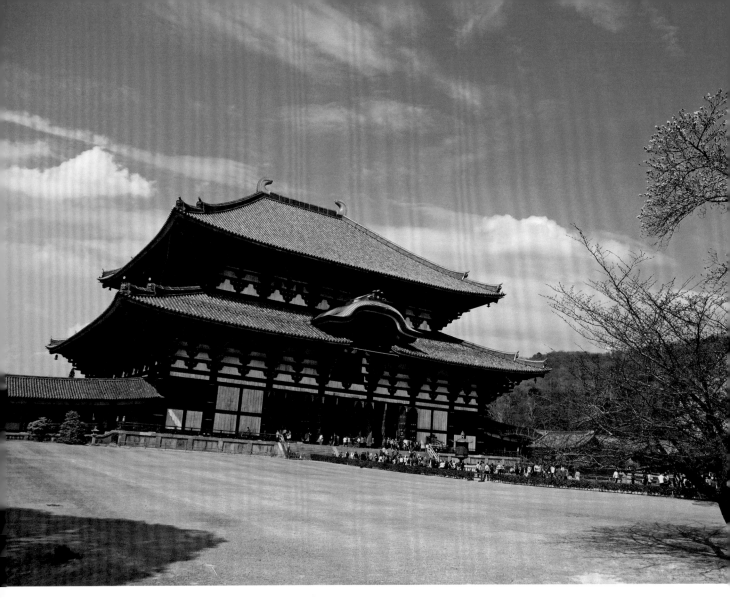

△ 日本奈良县寺庙

回流系之日本回流：

大家都知道日本是个岛国，弹丸之地本身就没什么自然资源，更别说沉香了。那么日本为何会囤积那么多的沉香甚至棋楠，乃至让我们都趋之若鹜地购买？

首先，日本将传统香文化继承和保存得非常好，香道一直被上层社会所喜爱。在日本已经形成一套非常完整的熏香、品香流程，日本的香道目前堪称世界一流，这点我们不得不承认。

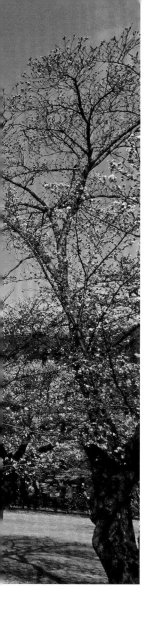

在二战的时候，东南亚很多国家都被日本侵略，沉香又是日本人所热衷的，所以很多高品质沉香开始流入日本。

到了19世纪七八十年代，日本经济腾飞，香道复苏，凭借着强大的经济实力，日本人又到东南亚大量采购沉香，高品质沉香再次大量地流入日本。

而到了现在，随着中国经济的发展，香道文化开始复苏，国内对高品质沉香的需求越来越大，所以不少商家都会到日本去收购沉香，这就是所谓的日本回流。

和中东回流被合香的特点比起来，日本回流有什么特点呢？同样地，也是被合香了。但不同于中东回流的是，日本回流的香料仅仅是在沉香原料的表层合香，并没有改变香韵的本质。

由于日本人有着追求香道纯正本味的严谨作风，为了最大程度上囤放好沉香原料，避免原料被蛀虫、蚂蚁啃咬，他们会用一种从植物里提取的香油涂抹在沉香原料上，并且这种植物油一点都不影响沉香品质。上炉熏香时，香韵不会被植物香油所改变，在日本合香里，这个叫以香养香。

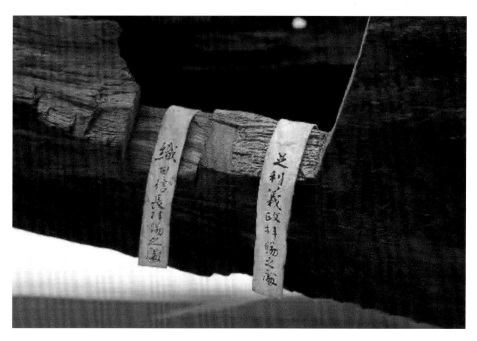

△ 日本国宝兰奢待

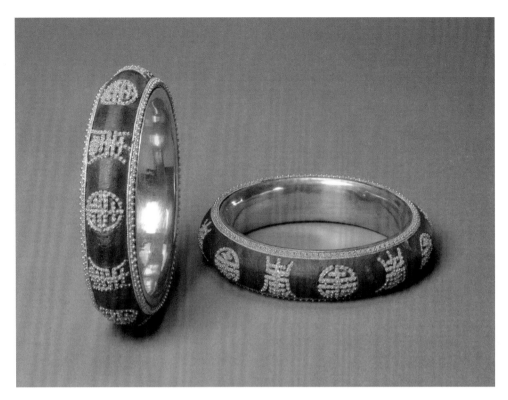

△ 伽南香木嵌金珠寿字手镯（北京故宫博物院馆藏）

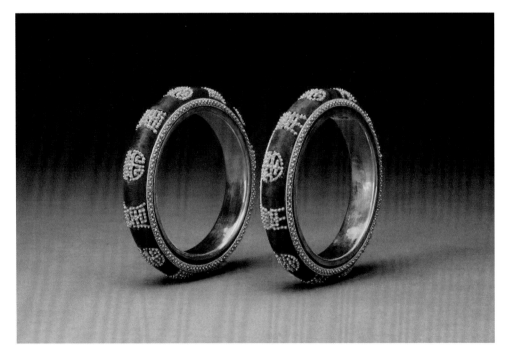

△ 伽南香木镶金手镯（北京故宫博物院馆藏）

沉香发展历程简述

　　宫廷专宠，始于汉代；文人爱香，发于魏晋；盛世斗香，兴于唐朝；香之大成，顶峰宋代；用香制度，初于明朝；晚香余韵，犹在清代；香之断层，民国之痛；近代复兴，功在宝岛。

　　以上64字概括了中国历史上沉香的发展历程。

　　倘若您对香道一脉感兴趣，那么我写这么多也够了。因为您会依照字面线索，自己去了解对应朝代沉香的发展状况。了解之后您就会发现，这不是三言两语能理清道明的。

新手对沉香的三大认识误区

误解一：沉香一定沉水

不少刚接触沉香的香友会先上网了解相关知识，会看到沉香的定义大体是这么说的：沉香是油脂，密度大而能沉水，且香气极佳。这句话本身是对的，但新手比较容易从"沉"和"香"两个字上进行断章取义，认为沉就一定要沉到水底，要很香的才能叫沉香，这就容易产生误解了。

其实，沉是指沉香的一种状态，也是一种级别的代表。沉香是有沉水和浮水之分的。而且在古代，沉香是叫沈香。直到现在，在中医药行业，都是习惯叫沈香，例如"水沈香两钱"。在古代很多诗歌里，也常见"沈香"二字，因为沈香的读音会来得更优雅，更适合吟诗作赋。例如，宋词《鹧鸪天》写道："沈香甲煎薰炉暖，玉树明金蜜炬融。"李清照的《孤雁儿》写着："沈香断续玉炉寒，伴我情怀如水。笛里三弄，梅心惊破，多少春情意。"

所以不能单从字面上去理解，难不成要姓沈人家的香才能叫沈香？

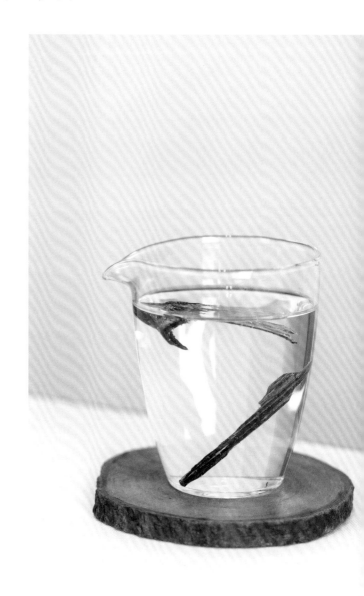

△ 沉水对比

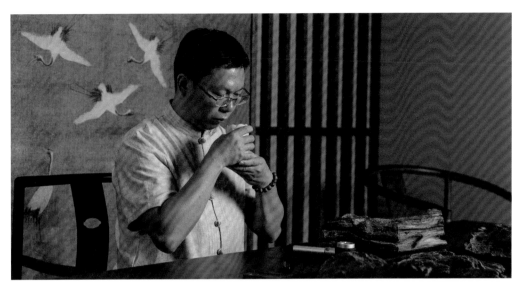

△ 品香

误解二：沉香一定很香

除了对沉香的"沉"字有误解，其实更普遍的还是朋友们对于"香"字的误解，认为沉香自身就能散发浓郁的香味，这是不正确的。

沉香在古代主要是帝王皇族在国家大典或者祭祀的时候拿来熏烧祭拜的。其次是宫廷日用，例如沐浴焚香、熏香安神助眠等。沉香只有在一定温度的烘烤熏烧之下，油脂才能被最大限度地激发出来，味道才是最浓郁的。

而现在的沉香，更多的是被做成工艺品，如珠串、雕刻件等，味道清闻均是以淡雅、清香为主。你拿上炉熏香时味道最浓的那个程度来定义工艺品日常清闻的味道，这是不科学的。

所以不少新手玩家认为沉香珠子、挂件的味道应该是很浓的才对，是被错误观念先入为主了。静下心想一下，自然界的天然产物，本真的味道其实大部分都是以优雅清香为主（榴梿一类的除外）。

只有那种化学调和、类似香水的制品，才有可能一开始就是浓香，那是人工制造的结果，而非纯天然的。

沉香的"沉"、沉香的"香"怎么定义，甚至不少半路出家踏入这个行当的商家都没搞懂。如果一开始就没有弄明白，作为大众买家，就很容易买到市面上像这样的假货：又黑、又沉、又香的人工假沉香！

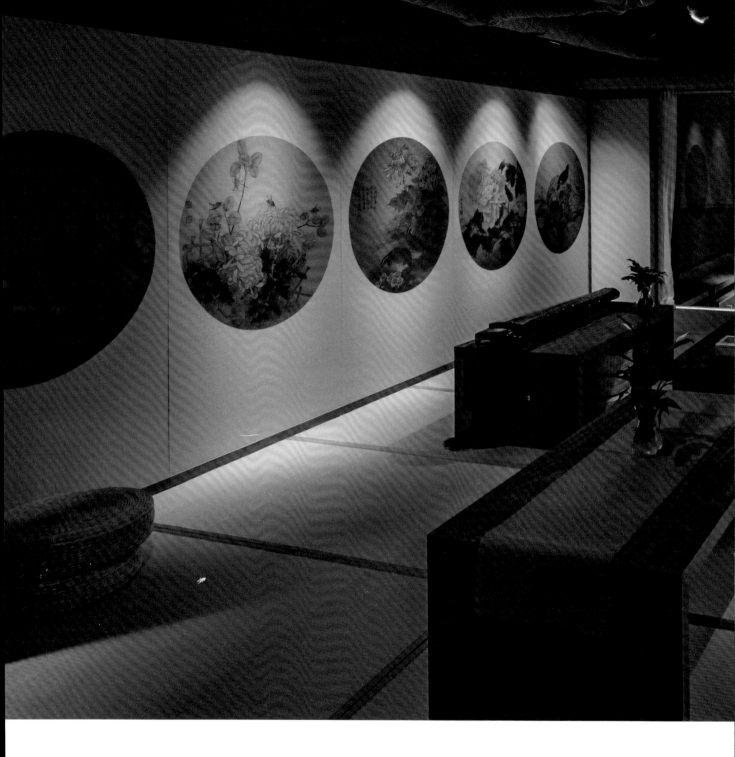

误解三：沉香很贵，便宜的都不是沉香

自古以来，沉香就是为皇室贵族所享用，在民间并未流传开，且沉香具有稀缺性和极高的收藏价值，使得直到现如今，大家都还普遍认为沉香是极其昂贵的。加上现在经营沉香的实体店、私人香道会所都面临庞大的成本支出，如黄金地段的店租、营业员的工资、日常店铺经营的种种开销等，使得所售商品无形当中需要叠加上额外成本，价格就显得高了不少。

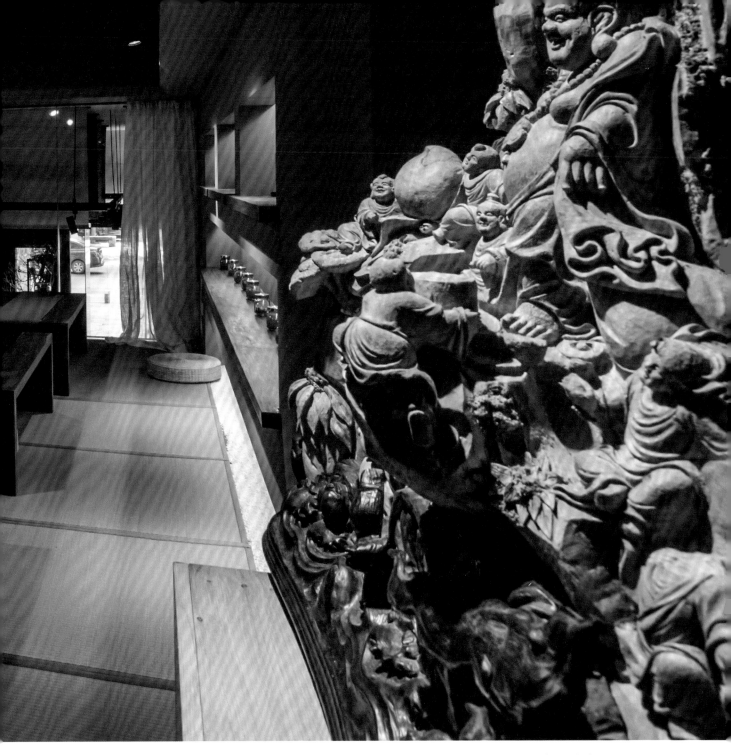

△日式品香室

　　常规实体店面对的大多数是流动性的客户，做的基本是一次性买卖，所以价格能卖高的绝对不会卖低。就好比机场、动车站附近的餐饮场所以及旅游景区附近的纪念品店，商品价格就是要比平常店铺高出好几倍。但消费者有时候买的就是一份喜欢和心情，就像在景区商店，明知价格高，但还是会想买、想留个纪念，就不会去计较价格了。

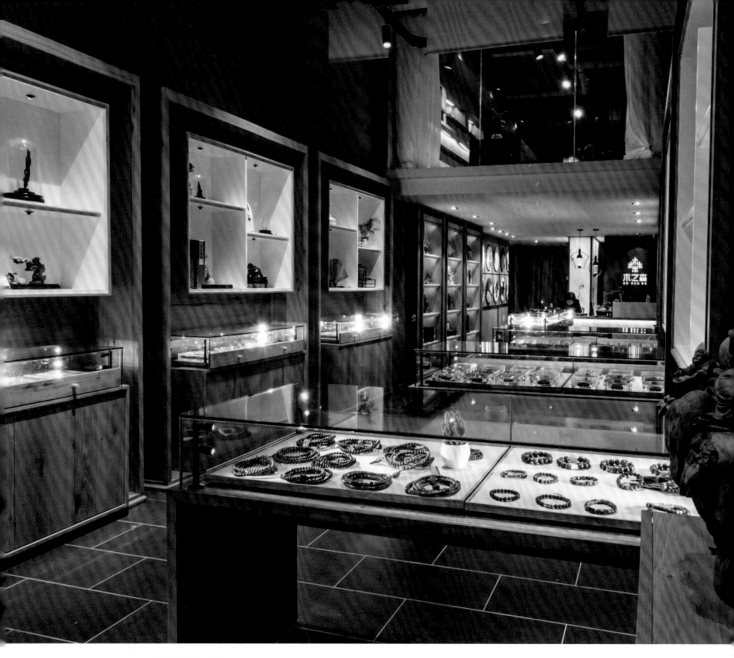

△ 沉香实体店

　　而会所的经营模式又不相同。豪华的装修、奢华的家具布置等是极其高的一笔开销，所以销售的沉香大多数是高品级，本身不低的成本加上额外的开支，再加上商家所要赚取的利润，价格自然不低。不过会所的玩香氛围比较好构建，大家一起品香喝茶，对于有钱人来说是一个可玩的好去处，那么价格就很次要了，东西价格高一些还是便宜些，他们基本都不会太在乎和计较，他们在乎的是品质和自己喜欢不喜欢。

　　加之有些人不会线上购物甚至不认同线上商品品质，觉得与其花时间线上购物，看不到实物、闻不到味道，甚至还有因贪便宜而买到假货的风险，倒不如线下会所里可以摸到实物、闻到味道来得真实，无非就是价格高而已。

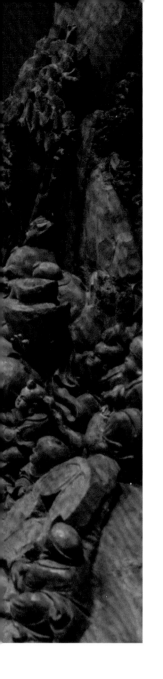

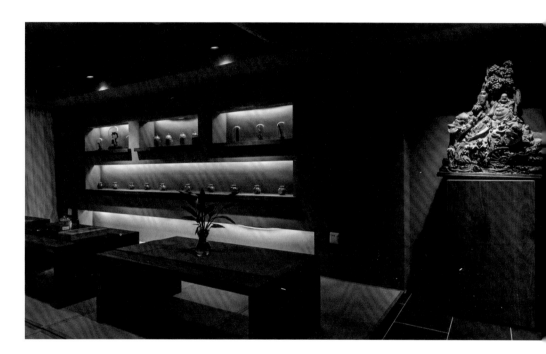

△日式品香室

基于多重因素，线下不论常规实体店还是会所店，都给人造成一种沉香价格高的
印象。

沉香的价值和价格高低是由沉香的等级、含油量、味道、大小等诸多因素决定
的，等级越高的沉香，价格自然就越不便宜。但这并不表示价高的沉香才是真沉香。
例如一些入门级别的生香、年份没那么老的料子、含油没那么多但也还行的浮水类珠
串，价格都不会高，甚至可以说经济实惠。因此，新手不能片面地认为沉香都很贵，
贵的才是沉香。

沉香要不要盘？

我敢说到目前为止，有90%的玩家都还没真正了解盘的含义，所以老廖郑重地请各位认真阅读完此章节，合十拜谢大家！

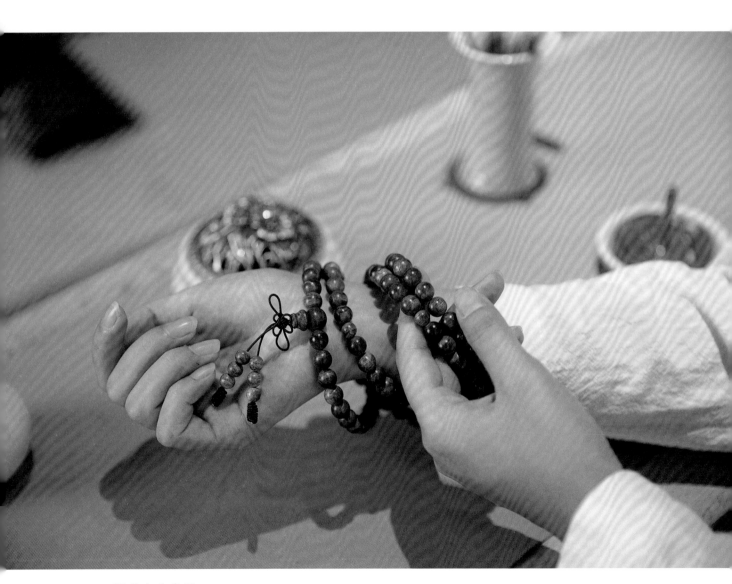

△ 沉香念珠盘玩

在网上，关于沉香盘还是不盘，众说纷纭，有不少评论说不要盘，日常佩戴就好。原因是盘了会起包浆，沉香的味道会被封住。这种说法显然没有正确认识到盘的含义。

到底什么是盘？

盘有两层含义。一种是佛教里的捻珠子，是一种佛教仪式，主要是和尚或者居士诵经做功课时计数用的，不讲究对珠子的影响。

另外一种盘，就是针对我们文玩意义上的盘了。具体是指佩戴、把玩、保养，三者结合才是真正意义上的盘，并非单一地指其中一种。所以并不像一些半路出家的商贩理解的那样，盘就是单纯地用力搓珠子、把玩。因为认知有误，他们才会含糊不清地建议不要盘，其实他们连盘到底是什么意思都没搞明白。

那有的香友可能会说，有"专家"说把玩沉香会起包浆，味道会变淡的。那我告诉你，就算你不盘玩，仅仅日常佩戴，通过肌肤的摩擦，珠子表层出油，在空气中氧化，同样也会起包浆！而且，这样的包浆还是不均匀的，颜色深浅不一，会让珠子非常难看！因为珠子佩戴在手腕上，接触到皮肤的只有一小部分，越靠近打孔的地方越接触不到，所以日常才需要把玩、揉搓珠子。

所以说"珠子不用盘，日常佩戴就好"就是一个前后矛盾的说法。

你不要觉得这个盘珠子有多麻烦和复杂，日常佩戴的时候，每天花30分钟就行。不用特意去挤时间，喝茶休闲、办公思考、看电视、吃饭的时候就可以揉搓珠子了。

最后提醒一下，说沉香不要盘的，其中有一种人就是不专业的商家，他们自己都没有正确认识盘的含义。还有一种就是嫌麻烦、懒的玩家！没错，说的很有可能就是你……

沉香如何盘玩？

如前所述，沉香的盘指的是佩戴、把玩、保养三者同时进行。佩戴很好理解，就是日常戴在手腕上，如果是108颗念珠，那还有可能是挂在脖子上。比较重要的是把玩和保养，我们再一起来聊聊。

因为佩戴没办法把珠子每个部位都接触到，为了能让珠子均匀地出油，佩戴的每天，我们建议花30分钟把玩、揉搓珠子。如果没有佩戴，就可以不盘。

将珠子拿在手里，一颗颗地轻捻、揉搓，珠孔的部位要尽量盘玩到。佩戴、把玩三天，珠子开始出油，会有细微变化，但还不明显。等盘了七天，珠子变化初显，开始略微变得油亮。等到十五天后，珠子表层会有一种略微黏稠的质感，那是油脂在空气中慢慢氧化，凝结在表层，包浆初显。再接着盘养到三十天，珠子成色就会非常漂亮均匀，在阳光底下还会呈现玻璃色，这时候就是包浆形成。

有谁说不要盘的，那很简单，买一条他们家的珠子按不盘养的说法去佩戴一个月，再拿一条我们家的珠子，按照盘养的方法同样佩戴一个月，拿出来对比，结果一定是一目了然的！

这就好比人工作久了得休息，电脑用久了得关机，车开一段时间了得保养，衣服穿久了还得洗呢，沉香佩戴肯定也是要盘养的！

▽ 沉香手串盘玩

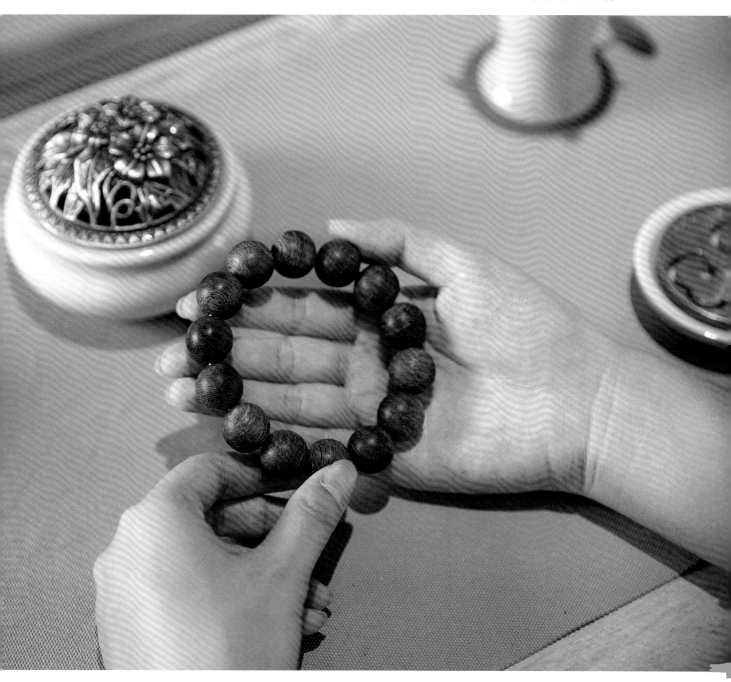

什么是包浆？

文玩里出现频率最高的一个词便是包浆，而沉香里最具争议的也是包浆。那到底什么是包浆？很多从业人员一直以来都语焉不详，没有给出一个明确的定义，今天老廖来简约不简单地阐述下到底包浆是何物。

沉香是油木混合的一种特殊香材。随着佩戴、揉搓、把玩，温度的传递会使香材自身溢出油脂，慢慢凝结在珠子表层，再经过和空气的接触不断氧化，从而结出一层类似角质的氧化膜，这就是沉香的包浆。

起了包浆后的沉香珠子味道虽然会变得清淡一些，但并不是说沉香自身的香韵被包浆完全阻隔了。因为包浆也有气孔，只是非常小，我们肉眼看不出来罢了。所以对于起包浆会阻碍沉香韵味这一点，大家无须过分担心，是会阻碍气味的散发，但不是完全隔绝。

而且包浆相当于一层保护膜，能够很好地将珠子包裹起来，起到保护性油脂的作用。起了包浆后的沉香珠子在日常佩戴过程当中遇到少量的水、汗液，影响几乎可以忽略，而且还会避免沾染其他杂味。

还有，起了包浆后的珠子，会更有光泽，成色更透润，品相更好看！这也是判断一个玩家香玩得是否专业的依据之一。

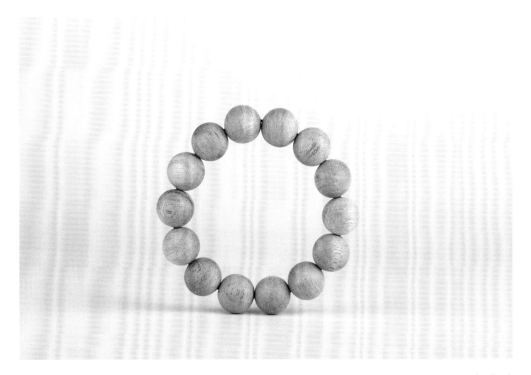

△ 包浆前

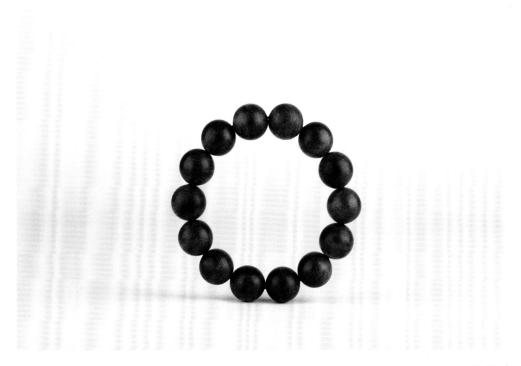

△ 包浆后

沉香佩戴后有异味该如何处理？

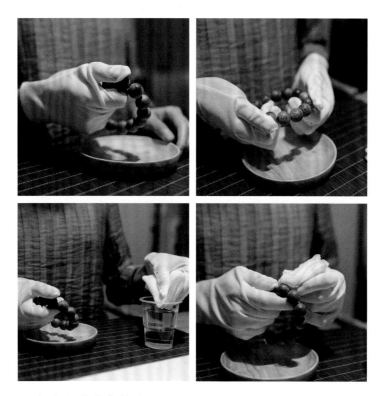

△ 去除沉香珠串异味

　　在开始讲如何处理异味之前，老廖必须得说下沉香的一个特性。很多资深老玩家玩了许多年，都还不知道沉香具有这样的特性，新玩家更是没有听说过，因为连许多商家都并不知晓。因为有这个特性，沉香才有别于任何其他文玩。

　　这个特性就是：沉香具有吸附性和挥发性。

　　鉴于吸附性这个特点，沉香稍不留神就容易沾染上周边的异味，例如火锅、烟酒等的味道。

　　这个时候别担心，沉香具有挥发性，通过散发自身香韵就能将异味排除。当沉香沾有异味的时候，我们要懂得利用好沉香具有挥发性这一特征，再配合盘珠的方法，将杂味去除。

具体做法：每天花30分钟左右的时间，戴手套或隔着绒布袋揉搓珠子，再将珠子放在干燥通风的地方，如此反复几次，珠子的异味就会去除。

如果说沾染的杂味比较深入，建议大家还可以用干净的棉布蘸点清水，轻轻擦拭珠子，通过水汽的挥发，加上沉香自身的挥发性，把异味去掉。

假设以上两个步骤效果不明显，异味还在，且很浓烈，那么就只能将珠子寄回厂家，原厂打磨。只不过打磨或多或少会损伤到珠子，不到非常糟糕的地步，我们不建议这么做。

此外，沉香饰品佩戴有哪些忌讳，老玩家基本都知道，针对新玩家，老廖再啰唆一下：

避免接触化学物质，如洗洁精、洗发水、沐浴露等。同时也不要佩戴沉香饰品去游泳，因为泳池里有很多漂白剂，也是化学制剂，对沉香油脂有致命的伤害。

尽量避免接触水，如不要佩戴沉香饰品洗澡。

尽量避免接触汗渍，出汗量大的时候先别佩戴，如跑步、健身、锻炼的时候。因为汗液呈弱碱性，对沉香表层的油脂或多或少会有影响（起包浆后影响可忽略不计）。

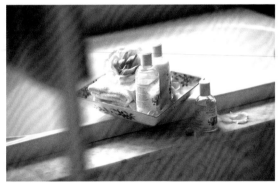
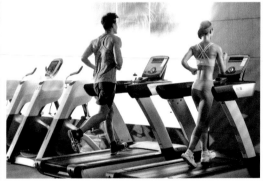
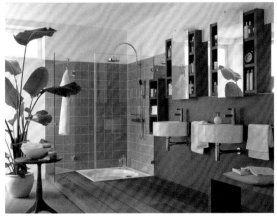
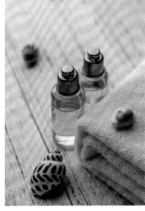

香 水	运 动
沐 浴	洗发水

什么是生结、熟结、生香、熟香？

关于什么是生结、熟结，何为活沉、死沉，相信但凡对沉香有了解的香友，都能从网络上以及相关书籍里看到类似描述，大体意思是这样的：生结即活树上取的香，是谓活沉；熟结是指树木死后而结出的油脂，是谓死沉。

错了！大错特错！甚至很多玩香多年的老玩家都被这样的说法误导，没有人站出来对此具体分析说明，不拿这个问题当一回事。越是常见、越是简单的问题，越是容易以偏概全、以讹传讹。

老廖今天在自己的这一亩三分地来和我们木家的香友说一说到底何为生结、熟结，何为活沉、死沉，何为生香、熟香，何为生结熟香、熟结生香、生结生香、熟结熟香。先别乱，我不是有意要把你们搞迷糊。老廖是想抽丝剥茧为您一一阐述明白，要是没能把你们说明白，那我这大半辈子算是打酱油、白走一遭了。

开始之前先告知下，倘若您对沉香接触不深，是刚入门的玩家，建议跳过这个知识点，直接阅读后面的内容。等日后随着相关知识的增加、对沉香真感兴趣了再看此章节会更有意义。否则我担心我还没开始说多少内容，您的耐心就被耗完，开始对这些枯燥乏味的名词不耐烦，以至于忽略了后面那些反而需要新手玩家去了解的知识，那将得不偿失。

一、什么是生结生香？

我们先来捋一捋生香。将活树上结出的油脂取下，我们称之为生结生香。这时候的树从结香到取香都是活着的，这点很重要。生结生香也根据年份长短来判断品质高低。年份长的品质优于年份短的，这点不用我讲你们大家也明白。但不论生结生香的年份长短，我们统称为活沉。传到后来也有叫生沉或活结的，基本意思不变。

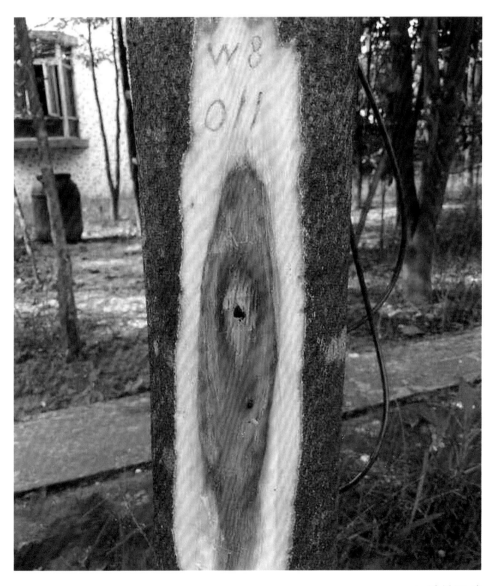

二、什么是生结熟香？

这个知识点有些绕，恳请大家多阅读几次并用心理解，因为生结熟香是这一系列概念当中最不好理解但又承上启下的重要一环。一旦弄明白了生结熟香，那么熟结熟香和熟结生香就非常好理解了。

举个例子，活树上有一块年份老的香，我们称为生结生香。因为在活树上结香的时间足够长，这块料整体的油脂特性其实已经奠定下来了。此时活树病死、老去或者受台风、洪水、山体滑坡、地壳运动等自然界外力破坏，被埋于水里或土里，木质部分发生腐朽，整块料从慢慢分解到收缩，留下有结油的部位在大自然的环境下继续醇化发酵，并不断吸收周边环境里的矿物质和微量元素，最终生成以油脂为主的凝聚物，我们称之为生结熟香。

划重点：生结熟香整体结油是在活树上形成的，这奠定了油脂特性的前提；脱落之后于自然界中进行二次醇化，这是一个质的变化。

我们将此称为死沉，也有人叫熟沉或死结，也就是说生结熟香其实是死沉的一种。明白了吗？这类香虽然是在活树上结的香，却于死后在自然界中得以升华。倘若它们一直在活树上，那么始终是生结生香，而非生结熟香。

如果不理解，请再阅读一遍。若还不理解，那就再看一遍。再不理解，就多看几遍……

如果以上内容各位看官捋顺了，那么老廖继续。

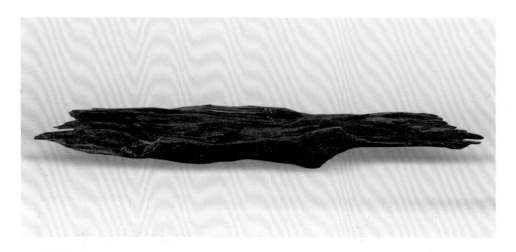

△ 生结熟香

三、熟结熟香与熟结生香的区别

再看这一例：一块香不管是在活树上就开始结香，还是树死倒伏后才开始结香，只要它的油脂特性并非在活树上被奠定下来，而是在自然界中才得以奠定，并且同样经过自然界的二次醇化，从而升华，我们就称之为熟结，也叫死沉或死结。

在熟结香中，年份老的我们称为熟结熟香；而年份短、醇化不够久的我们称为熟结生香。

生结熟香和熟结熟香的品质是上述各类香中最高的，可以说不分伯仲。生结、熟结只是油脂特性奠定期所处环境不同。生结是在活树上奠定，熟结是直接在自然界中奠定，而并非像市面上说的那样，死结品质高于生结。你要是连什么是生结、熟结和生香、熟香都没弄懂，那就无从判断沉香品质。

我们再来清晰地罗列一下：

生结生香（活沉/活结/生沉）

生结熟香（死沉/死结/熟沉）

熟结生香（死沉/死结/熟沉）

熟结熟香（死沉/死结/熟沉）

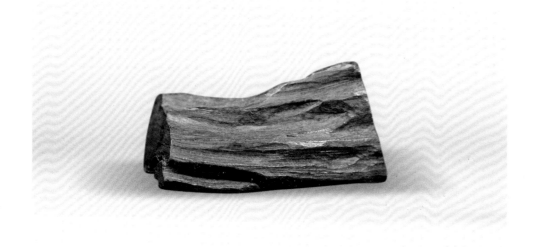

△ 熟结棋楠

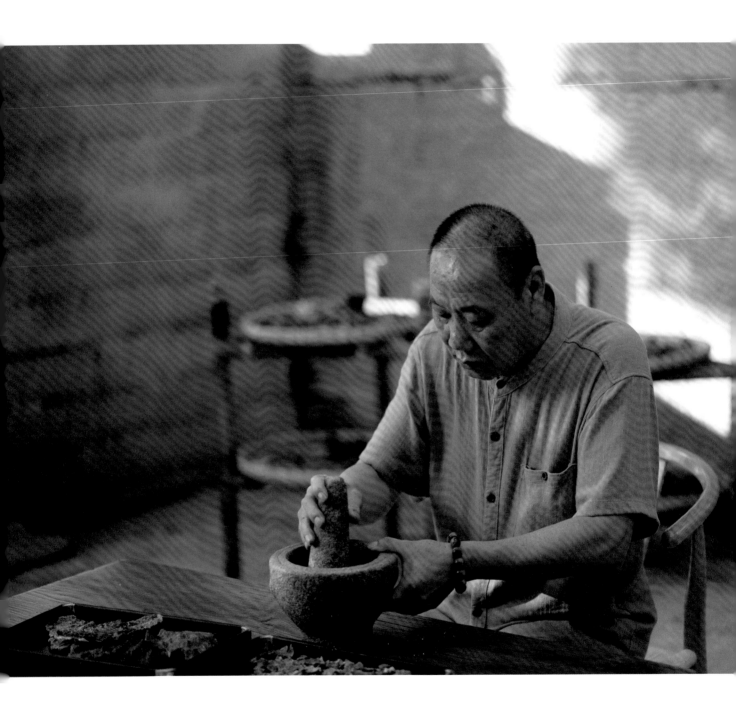

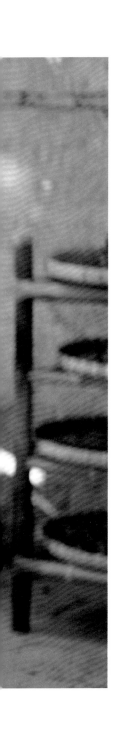

你问我答，老廖谈香

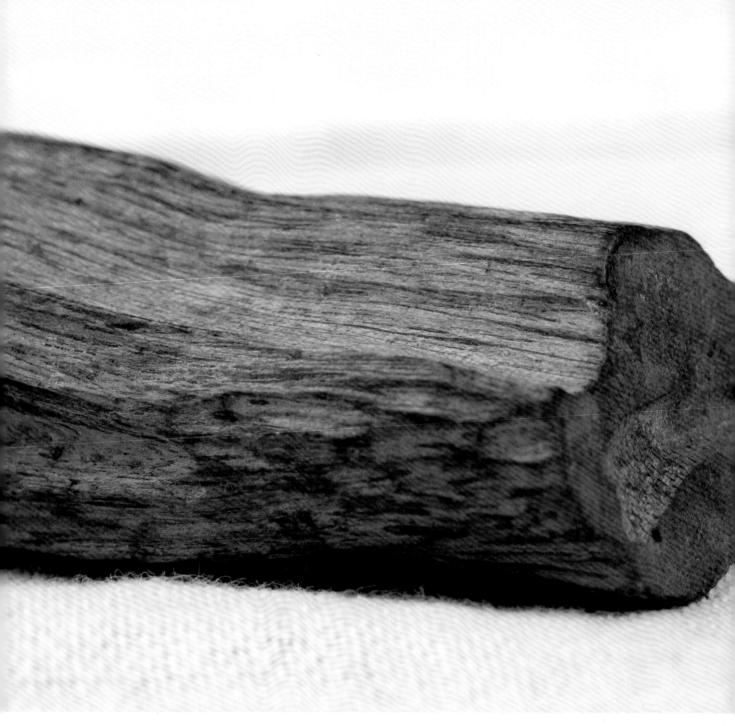

△ 生结棋楠

什么是棋楠？

前面才和大家把生结熟结阐述明白，现在又要聊到棋楠，我怕大家还没从前面缓过神来，又会被接下来的信息颠覆认知，因为其内容可能与大家之前所看到或了解到的完全不同。

这个话题在整个沉香业内是非常严谨而富有学术性的，同时也富有争议性。所以在这里，老廖并不打算一次性说全，我会阐述80%的内容，因为这80%足以让接触沉香的玩家有一个正确的认识，至于剩下的20%，就是业内的一些争议和专业术语，枯燥而乏味，例如棋楠外生成因和内在成因、树病菌变说、二次醇化说、活死沉共生等，将留在后续出版的书籍里，作为学术探讨来和大家分享。

棋楠即奇楠。"棋楠"是梵文的音译，意为寺庙，也有人翻译成"伽罗""伽蓝"。棋楠之所以会和佛教有关联，与传说有关系。据说佛祖降世时有三大异象：天花乱坠、地涌金莲、奇香飘逸。

古代僧人用于供奉佛祖的香料，收藏于寺庙之中，在当时最早的称呼为"多伽罗"，并不单指棋楠，而是供奉香料的统称。多伽罗本身也是印度的一种植物，直到后来人们发现棋楠这种品质香韵远超其他的香料，才为其单独命名。后来棋楠被作为贡品供奉给皇帝，才开始逐渐被世人了解。

到目前为止，在日本，最好的棋楠除了掌握在一些大藏家社长手中，其余大多数依旧是供奉在寺庙当中，并且日本是将香道研究到极致的一个国家，他们将沉香分为"六国五味"，既是指产地也是指等级，而棋楠就是当中等级最高的伽罗香。"六国"中的多伽罗指的则是越南。

那到底什么是棋楠？

棋楠是结香过程当中，因菌种特殊而发生变异，从而结出的本质发生变化的香。它是沉香的一种，但又凌驾于沉香之上，是沉香中的极品。它比普通沉香更为软糯，油脂丰富，气味更加独特迷人，需要更为苛刻的特殊条件才能形成，比起通常的沉香更为稀缺、珍奇，古时候被称为迦南香，也称为琼脂。

因为结香菌的差异和突变，棋楠又可分为不同品种，包括紫、绿、白、黑、黄棋楠五种。不同的棋楠各有不同的特点。

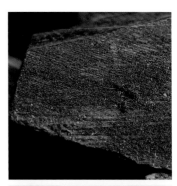

珍贵紫棋楠：

又称兰花结、蜜棋。在微距下，油脂呈现紫红荧光色。甜韵极其强，带明显冰凉意（入鼻甜，钻喉凉）。

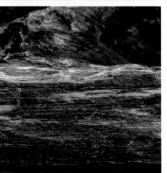

稀缺绿棋楠：

又称鹦哥绿。在微距下，油脂呈现墨绿亮色，如同鹦哥羽毛的颜色。凉韵极其强，带明显冰甜意（钻鼻凉，入喉甜）。

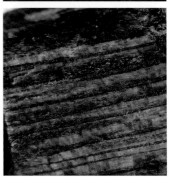

霸道白棋楠：

有生结白棋和熟结白棋之分。油脂大多数混合着木质部，原料大多数是黄白参差交错的。初香极为霸道，单就初香来讲，是五种棋楠里最猛烈、最霸气的。白棋楠也因为这一特点，被当下市场炒得最为火热。

温润黄棋楠：

又称金丝结。油线纹理类似金缕，特别漂亮。味道多变，耐人寻味，带润喉甜感。

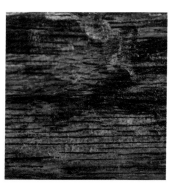

争议黑棋楠：

又称铁结。顾名思义，色黑，密度大，油脂较之其他几种棋楠更为硬实，在五种棋楠里沉水率是最高的。入药性高。味道冰糖甜，以凉居多。甜味不及紫棋，凉味不及绿棋。

黑棋楠最多的使用场景是入药，像速效救心丸里的成分之一"沈香"指的就是黑棋楠。

为什么说黑棋楠最具争议？因为频繁出现商家为了利润而故意张冠李戴的现象。

黑棋目前以芽庄、顺化、昆嵩黑棋为主。

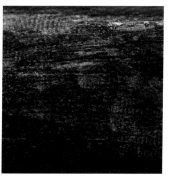

芽庄的黑棋带果香蜜味，恰好与星洲系里的顶级达拉干有几分韵味上的相似，所以就冒充黑棋楠了。

而顺化和昆嵩的黑棋以浓凉为主，尾韵甘甜，又恰好星洲系里的顶级文莱软丝与之极其相似，也被拿来当作黑棋。

因此市面上就出现了文莱黑棋楠、达拉干黑棋楠，其实都不是真正的黑棋楠。

而一些转手倒卖的中间商同行知识和能力不够，并不了解其中的缘由，往往也被忽悠着随着错误的风向走，以讹传讹，搞得黑棋楠备受争议。

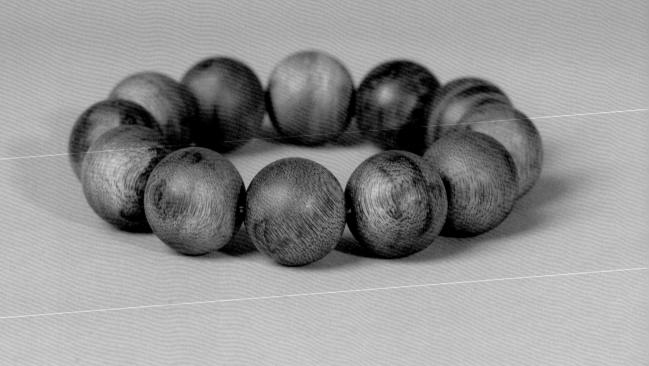

△ 芽庄绿棋楠

总结棋楠特点：

香韵：冰甜凉透钻。

油脂：软糯糖蜜粘。

味觉：辛麻苦涩辣。

倘若您有耐心阅读到这儿，那老廖不会辜负您的一番耐心，接下来，老廖将震撼爆料！在阐述之前，我还是想表达下自己的心声，我仅希望玩到棋楠这一步的玩家对此有一个正确的认识，并非想通过文字而引起沉香行业格局变化。和那些真正隐藏在幕后的炒家、操盘手以及有大资金的庄家相比，老廖不过蜉蝣罢了，这点自知之明黄土埋半身的我还是有的。老廖也仅限在自己的一亩三分地让信任我的香友了解真实情况。至于那些抱有质疑态度的玩家，我不奢望你认可，你仅当老廖在碎碎念就好，因为以后的时间会陆续证明一些情况。老廖并不想引起什么行业震动，现在有这样的局面和环境，我觉得很舒适了，闲暇之余说几句真话，喝口茶，品着香，安度晚年，我觉得蛮悠哉惬意。

五种棋楠都很稀缺和珍贵，但大家知道吗，棋楠原本并没有细分哪种最好、最贵。就像沉香一开始并未划分倒架、水沉、土沉、蚁沉等一样。而后来由于利益使然和商业化资本操作，操盘手就根据大众买家的喜好和市场认可度来划分棋楠等级。认可度最高的就被定义为最好的，也就是价格最高的，同时也是炒作最凶的。就像白棋，因为初香猛烈而被大众所推崇，从而被绝大多数商家甚至一些所谓的专家定义为最稀缺、最昂贵的棋楠。这其实是市场操作的结果，并非真实情况。

目前市面上常见的棋楠排名为：白紫绿黑黄。这仅仅是从市场认可度来做的排位，然而就是这样的排位影响了不同种棋楠的价格。这其实是不严谨的。倘若真要按品质划分等级，真正的排名应该是：紫绿白黑黄。因为紫棋、绿棋的出土率最低，更为稀缺，并且品质上乘，是其他棋楠难以匹敌的。相对而言，白棋、黑棋的量并不少，但由于白棋的大众认可度最高，黑棋备受争议，从而导致黑棋价格远远不及白棋。

其实大家细心地观察下市场，是不是会发现五种棋楠里白棋多于紫棋、绿棋？都说白棋最好、最少，但紫棋、绿棋又不多见，且价格并不低于白棋。这是为何？一分析就不难理解了，白棋确实是好，但更好的紫棋、绿棋量少，炒起来了又没多少可以卖，不如炒白棋来得更有可持续利润空间。因此就出现了市面上白棋为首的局面，这是那些幕后大庄家炒作的结果。

当然，白棋也确实好，这点是没人可以否认的。至于谁为第一，这种争论我们也不展开了，说不清道不明。一千个读者眼里有一千个哈姆雷特，自己喜欢，那便是最好的。

此外，如若论稀缺程度，有些香种的稀缺程度更甚于棋楠，例如横财、都蓬、瘿瘤、顶级红土和棋肉等。

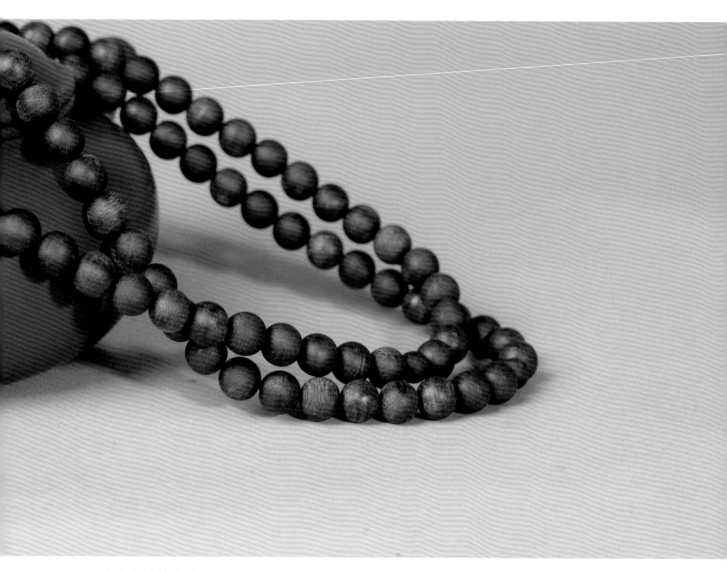

△ 芽庄白棋楠念珠

什么是沉香的头香、尾韵和本香？

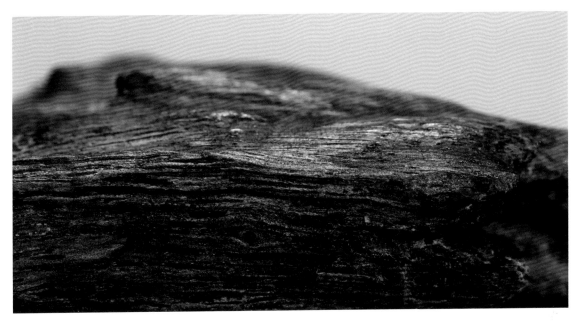

△ 芽庄白棋楠

一块上了年份的老香，在细细品鉴的时候，是可以感受到它具有层次感的变化的。

第一下入鼻带给人的最直接感觉，我们称之为头香，可以通俗地理解为第一印象。是如同清风拂面，是甜是凉，是冰是润，是奶甜抑或乳香、果韵以及蜜意等等，全凭第一感头香决定。

头香仅仅是带给人的第一感受，而并非全部真实本味。随着进一步地深嗅品鉴，你会发现味道有明显的变化，甚至与头香截然不同，并且在品鉴过程当中，基本上会一直维持这个味道，我们称之为本香，即中香。

即将结束品鉴，将香品离开自己嗅觉范围的那一瞬间，你会感觉到类似之前品鉴时的香味凝结、弥漫、停留在空气中带给你鼻尖的感觉，我们称之为尾韵。一款好香的尾韵一定是具有回收力的，会给人一种若有若无的缥缈感。你会感觉到不一样的味道，你没办法形容，想再嗅一下进一步判断到底是什么味道，却又闻不到了。就像好茶一样，入口为茗香，入喉为回甘。

用鼻息法和熏香法可以很好地感受沉香韵味的有层次感的变化。

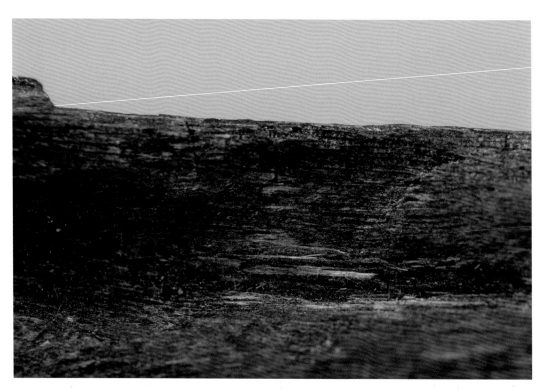

△ 越南芽庄奇楠种

什么是奇楠种？

奇楠种是指比普通沉香等级高许多的软丝沉香，具有棋楠特性但又达不到棋楠级别，是软丝沉香里级别最高的一种。最好的奇楠种不论气味、质感还是品相，都无限接近棋楠，但并非棋楠。

质感上：奇楠种同样来得软糯粘，虽不及棋楠，但非常接近。

韵味上：没有棋楠浓郁，但比普通沉香气味浓郁许多且多变，等级高。

价格上：具有棋楠所没有的无与伦比的超高性价比。

总结：奇楠种是软丝沉香里级别最高的一种，具有棋楠的某些特性。

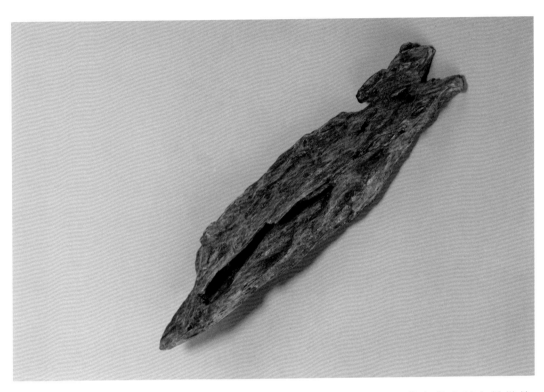

△ 越南芽庄沉水绿棋楠

什么是黑油、黄油、红油和绿油？

首先，黑油、黄油、红油和绿油是从沉香品相而言的一种称呼。由于地域气候的不同、形成条件的差异、结香环境的不同等诸多自然因素，树体在结香过程中会吸收周边物质里的微量元素，造成油脂分泌的差异，也造成了沉香颜色或者说品相上的差别，于是有了黑油品相、黄油品相、红油品相和绿油品相。

而这些差别仅仅是停留在品相上，并不能以此来单一地判断一块香的品质和等级。

沉香从水里来，为何还要避免接触水？

沉香不畏惧水，指的是沉香原料不怕水，并非指成品。沉香在大自然中经过风霜雨露的历练而最终形成，整个结香过程当中都有水的参与。但彼时还处于原料形态，表层有早已在自然条件下形成的醇化或风化保护膜，使得内在的油脂不会被稀释和破坏。

而做成珠串或挂件类的成品，我们日常佩戴过程当中就要避免接触水了，以免表层油脂被稀释而影响品相。但避免并不表示怕水，只是最好不要接触，倘若不小心沾染到一些，并无大碍，不用大惊小怪。等沉香表层起了包浆后，相当于包裹着一层氧化保护膜，就更不用担心了。

不过，沉香是油木混合的一种特有树脂香料，在金木水火土里按属性划分的话，归结为木属性，经常泡水肯定是不好的。

因此，沉香日常佩戴是要避免接触水。

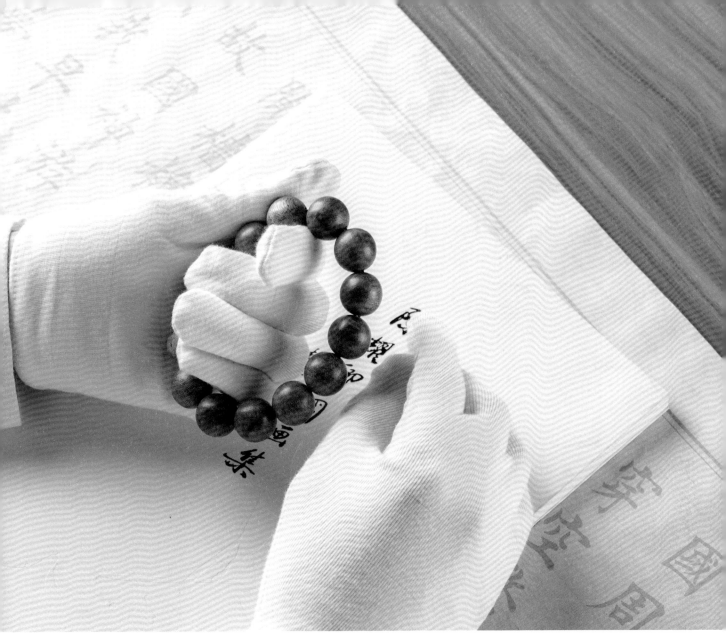

△ 文莱沉香手串

为何有人佩戴沉香会过敏？

沉香在结香过程当中，除了受自然界菌类菌种的侵蚀，还会吸收周边的物质和一些微量元素，这就使得沉香具有灵性，我们行内老一辈称之为"认主"。由于每个人的身体素质、肌肤敏感程度不同，有极少一部分人会对此产生身体抵触和排斥，就会出现过敏情况，这个是正常的。就像有的人吃海鲜会过敏，有的人吃杧果过敏，还有的人对花粉过敏等等，这是由个人身体情况决定的。如果你佩戴沉香过敏，那老廖真心替你可惜。

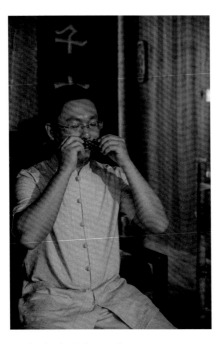

△ 鼻息法品闻沉香

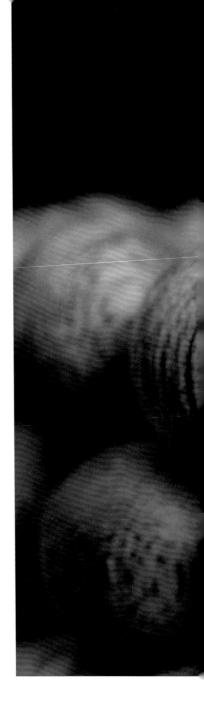

为何有的沉香味道淡雅，几乎闻不出味儿？

首先，天然沉香的味道本身就是淡雅清香的，并不会浓郁。且因为沉香所含油脂自然挥发速度极慢，造成了香味散发并不集中。只有那种添加化学香精的假货，才会气味浓烈，并且是一股劣质香水的味道，闻多了对身体特别不好。

其次，沉香是油木混合的香料，其味道挥发和它所含的凝固状态的油脂是有关系的，挥发度不同，散发味道的浓烈程度也不同。天气冷和清晨、夜间温度低的时候，油脂处于一个胶着、凝固的状态，味道就散发得不明显。而旭日东升、艳阳高照、天气炎热的时候，油脂处于一个半凝固状态，味道就散发得明显许多。此外，我们把玩、盘养、揉搓珠子，也会通过肌肤的摩擦和人体温度的传递，使珠子散发出迷人的味道。

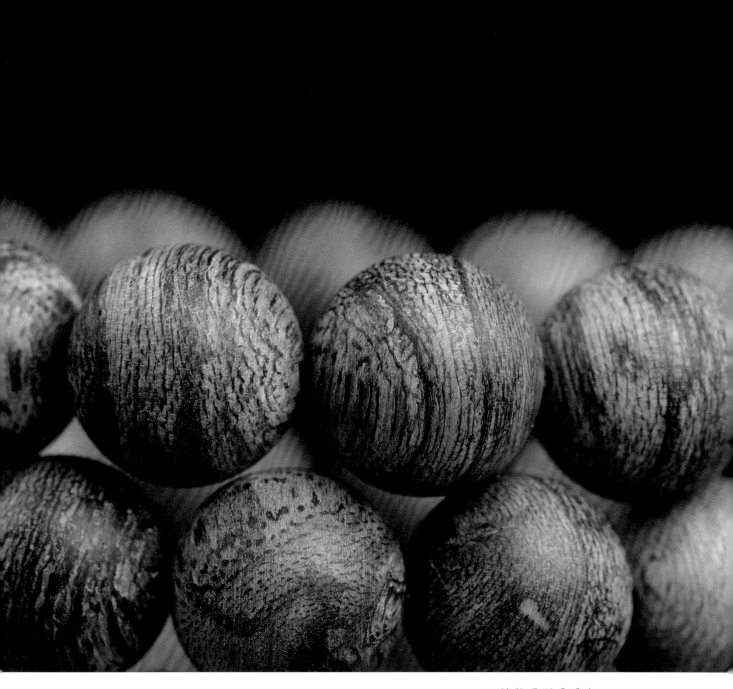

△ 达拉干沉香手串

　　另外，沉香味道的挥发还和自身的油线毛囊即疏导管粗细有关。不同产区的沉香油线毛囊粗细不同，味道散发强弱也有差别。例如，星洲系香味道普遍比惠安系香浓烈。当然这不是绝对的，棋楠、菩萨棋、奇楠种等都是例外。

　　最后，香味的浓淡，有的时候还真是因人而异。因为每个人的嗅觉敏感度不同，闻起同一款料子也是感受各异。

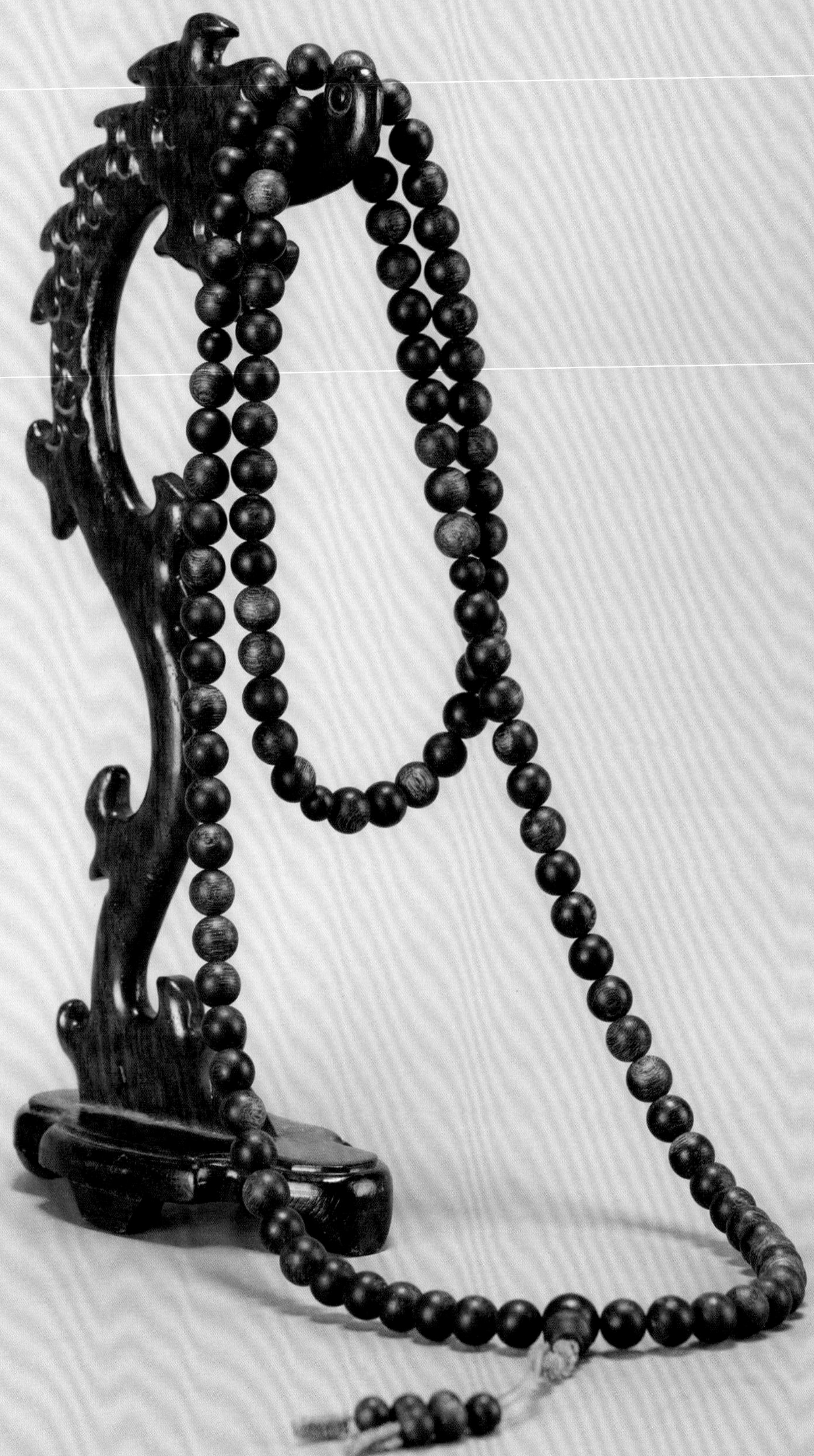

▷ 越南芽庄黑棋念珠

沉香是否需要用油来保养？

经常有玩其他文玩（如小叶紫檀、黄花梨、阴沉木、核桃等）的香友问：沉香是否也要用油来养护？其实会有这样的疑虑很正常。因为像紫檀花梨这类高密度硬木类文玩手串，在北方到了气候干燥的时候，就容易出现开裂的情况，所以日常养护的时候会搭配核桃油、橄榄油来保养珠子。

而沉香并不需要用油来保养，因为沉香具有油木混合的特性，随着佩戴、把玩就会出油，基本上是不会开裂的，用油涂抹只会适得其反，坏了沉香本来的品相。个别产区密度厚实的料子另当别论。

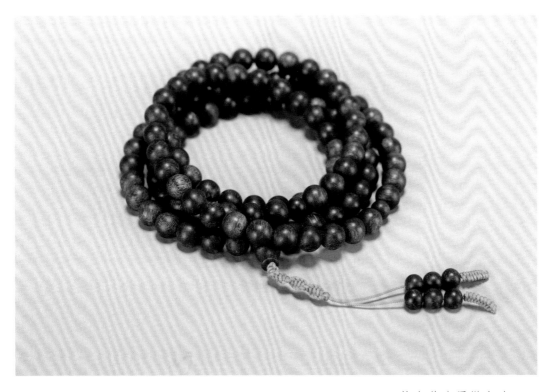

△ 越南芽庄黑棋念珠

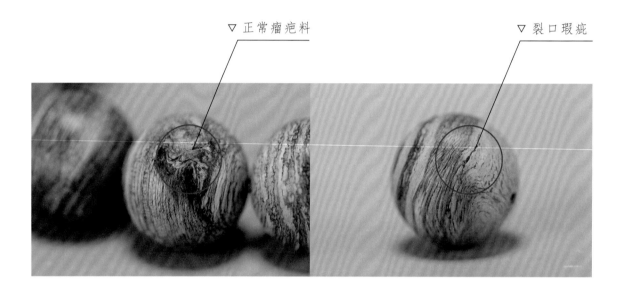

▽ 正常瘤疤料　　　　　　　　　　　　▽ 裂口瑕疵

为何天然沉香没办法做到十全十美？

首先，天然的沉香原材料是大自然的产物，源头上就不可能存在十全十美之物，因此在车制珠串或者雕刻挂件的时候，或多或少总会带一些不那么完美、不尽如人意的部位进来。这就使得做出的成品不会有完美一说，正所谓"无瑕不成珠"。

其次，这也和沉香本身油木混合的特性有关，因为质地软，在制作过程中没办法避免一些工艺上存在的不可抗拒因素，例如打孔处会有豁口。

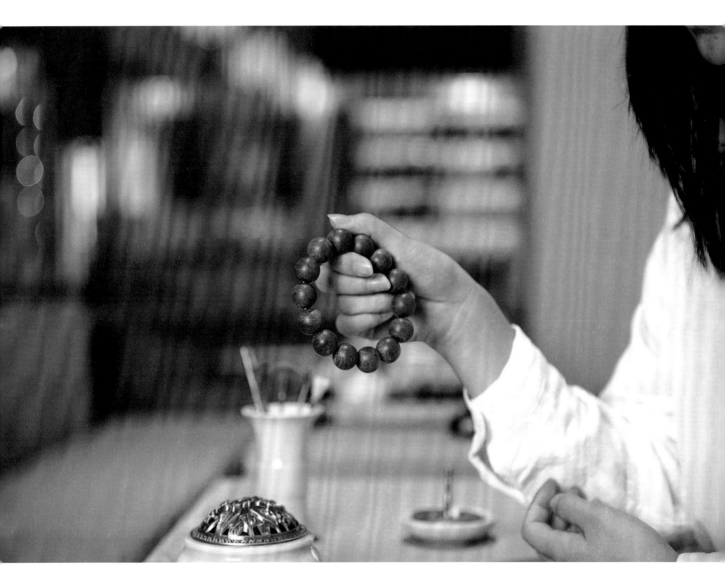

△ 西马沉香手串

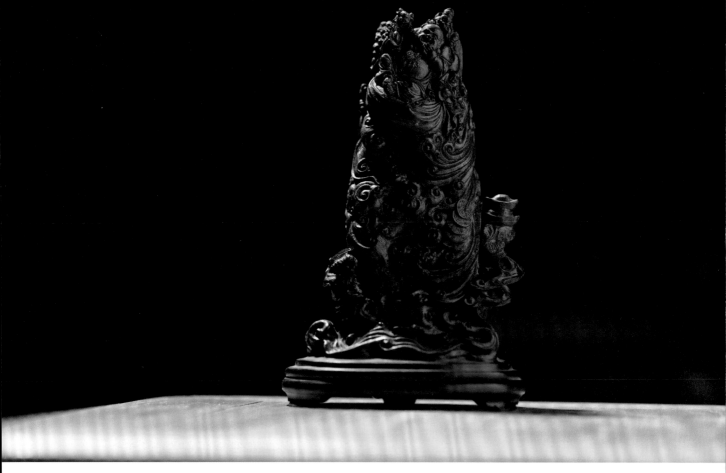

△ 中国海南沉水摆件

沉香价值和价格如何判断？

影响沉香价值的五大因素：稀缺性、气味、密度、大小、品相。

沉香价格的判断因素基本与价值判断无异，但多了一个商家定价因素——同样的成本，不同商家会根据自己所要赚取的利润和销售对象来定价，价格上就存在差异了。

沉香的价值与收藏

香在梵语中被称为"健达"，该词是好闻气味的泛指。

沉香在各个宗教中的地位都很高。世界五大宗教——佛教、道教、基督教、天主教、伊斯兰教，共同认可其为稀世珍宝。特别在佛教中，沉香是浴佛节活动使用的主要香料之一，号称"唯一能够通三界的香气"。《华严经》十三卷中写道："百万亿黑沉水香，普熏十方，百万亿不可思议众杂妙香，普熏十方一切佛刹……"沉香雕刻的念珠、佛像等是珍贵的佛具，沉香制作的香品不仅用于礼佛，还是参禅打坐的良伴。

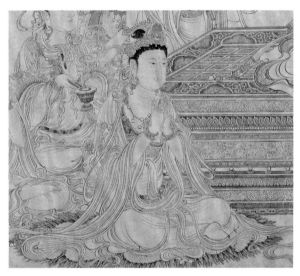

△《维摩演教图》局部

在宋代，好沉香是"一两沉一两金"；到明代，就已变为"一寸沉一寸金"。从等重发展为等体积易换，算算也有十倍的增长了。沉香的采集是相当艰难的，因为它不像别的矿物，没有矿脉，也没有任何标志，寻找埋藏在土里的沉香，只能靠经验。比如越南的几个沉香产区，沉香的分布和生长情况均不一样。现代优质沉香的产地主要在东南亚，而东南亚诸国因为近二十年大量的沉香挖掘买卖，资源已接近枯竭，特别是沉水级的优质沉香更是千金难觅！

说到沉香收藏，投资界早已有"红木论吨卖，黄花梨论斤卖，沉香论克卖"的行话。沉香一般按产地及结香的质量定价，就一般行情而言，作为熏香的沉香价格通常为每克3,000元至8,000元，昂贵的品种可能高达每克几万元（例如越南棋楠）。

2013年秋季拍卖会上，一件307.2克重的海南沉香老料就以人民币2,300,000元的价格成交，而早在2011年秋季拍卖会上，一件415克重的印尼沉香老料以人民币9,384,000元的成交价开创了沉香在拍卖市场上的高价纪录，也引爆了沉香在中国的收藏旋风。

2019年秋季北京保利拍卖会上，54件沉香零流拍，本次拍卖会沉香价格最高达到48,000元/克，其中中国海南与越南芽庄棋楠深受藏家喜爱。

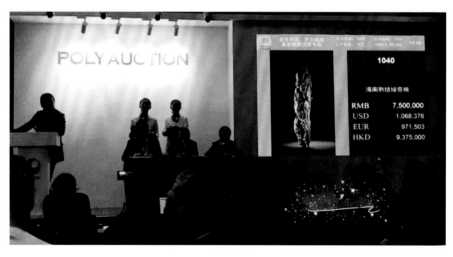

△ 2019北京秋季保利拍卖会

日本横滨国际八周年拍卖会首日，酒井法子小姐莅临现场助拍出自海南的糖结沉香——伽罗（沉水）2100克奇南沉香山子，经过20分钟的多方竞投，最终以1.93亿日元落槌，加上佣金18%达2.274亿日元，相当于以人民币1,364万元成交（税费未计）。

▽ 2019年4月21日日本横滨国际八周年庆春拍会相关报道

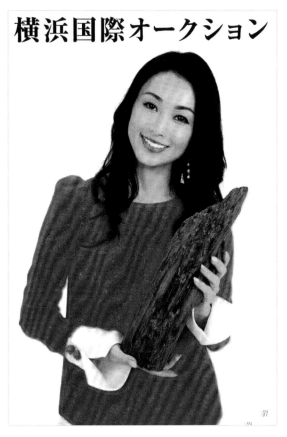

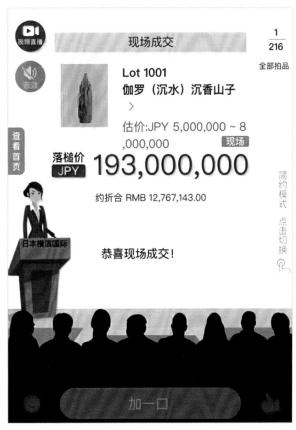

拍品名称	成交价	拍卖公司	拍卖日期
当代 沉香一苇渡江摆件	3312万元	北京翰海	2014.5.11
清中期沉香群仙祝寿笔筒	207万元	北京翰海	2012.12.21
清乾隆沉香雕仙山楼阁座屏	2070万元	北京保利	2012.6.5
沉香龙	952万元	宁波富邦	2012.2.11
民国沉香木观音像	616万港币	中联国际	2011.12.31
印度尼西亚白奇楠	1150万港币	澳门中信	2011.11.25
清代沉香木	713万元	中国嘉德	2011.11.15
清代沉香木观音	680万元	北京中嘉	2011.8.15
江春波雕山水人物沉香杯	392万元	北京古天一	2011.6.4
清乾隆沉香木龙纹写字台	297万元	北京中嘉	2008.10.26

香道中常说的沉香"六国五味"是指什么？

"六国五味"是由日本镰仓时代的香道创始人三条西实隆根据沉香产区及气味进行分类而得出的品香标准，经过后期不断改良传承至今。

六国指：

伽罗：越南地区。

罗国：缅甸、泰国地区。

真南蛮：柬埔寨、老挝地区。

真那贺：马六甲地区。

佐真罗：印度地区。

寸门多罗：印尼苏门答腊地区。

五味指：辛甘酸咸苦。

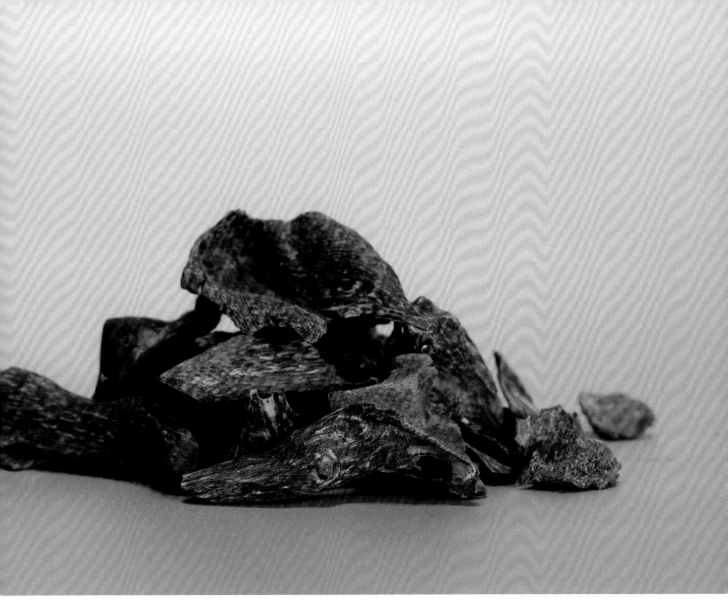

△ 野生海南壳料

进阶番外篇之海南香和红土香

  截至这里，沉香的基础知识部分算是告一段落。能将这些知识理解并消化，那算正式迈进了沉香的门槛。再往后老廖将会为大家继续介绍沉香知识的进阶内容以及一些沉香收料过程中常见的术语，包括沉香香种分类、各地沉香的特点和韵味，以及有关各类香品的名词解析。

  说到香品名词，有两类香种老廖实在忍不住想和大家在这里简单地提前分享下。篇幅有限，这里我只想用最平凡的语言向大家介绍这两种最不平凡的香品。

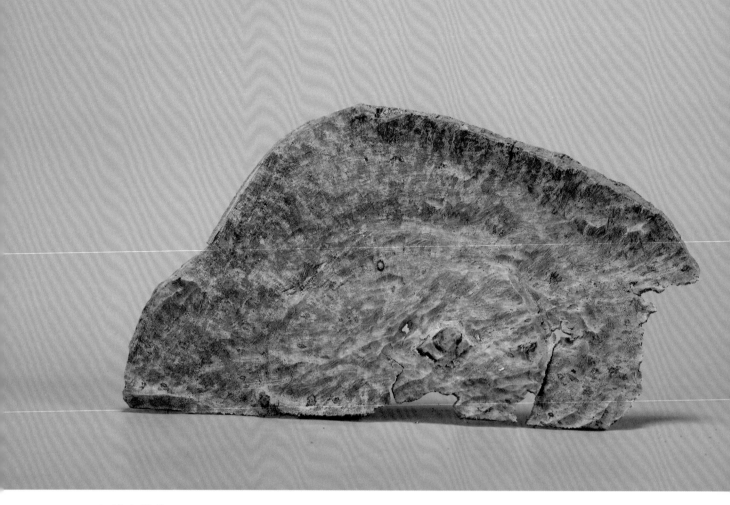

△ 海南板头

　　一类是被誉为"琼脂天香"的海南香。

　　一些香友可能会有疑惑，海南作为全国出名的旅游胜地，人来人往，而且面积没多大，能有什么高品质的沉香？要知道，在古时候交通不便，海南远离中原地区，是真正的蛮荒之地，往往被作为流放、贬谪之所。

　　被流放、贬谪的人跋山涉水来到这里，面对茫茫大海，他们发出了"到了天之涯、海之角"的感叹，认为华夏大地上没有什么地方还能比这里更原始。到了清代雍正年间，当地官员程哲命人在海边巨石上镌刻了"天涯"二字，后又有文人在另一块巨石上题刻"海角"二字，从此以后，这里就成为一处天下闻名的景点了。而在此之前，海南岛拥有莽荒的原始森林，加上热带海洋性气候，得天独厚的自然条件使其成为孕育沉香的吉祥宝地。

　　在被流放、贬谪的人中，不乏有才学之人，譬如东坡居士苏轼、一代名相李德裕等。他们大多饱读诗书，上知天文地理，下晓民俗风情，到此地后并没有因此颓废，而是融入当地少数民族，领着当时所谓的蛮夷部落开垦耕种，积极开创出灿烂的农业文明。

就在与荒夷部落相互融合、彼此接纳的过程中，他们发现一个奇怪的现象，就是这些土著人都会采集一种十分特殊的"枯木"作药材。这是他们从中原地区来的人从来没接触过的一种"木材"，但凡有人被毒虫猛兽咬伤或者不慎有个跌打损伤，当地土著都会将这种药材捣碎，混入其他药材给伤者敷用。平常也有人将此药材用于泡水或煮汤而饮。更神奇的是，这种药材清闻带有微香，明火烧后香味扑鼻。至此，海南香开始为人所熟知，但是文献里也无从考究是哪个时期、哪个朝代、哪位古人最先发现了琼香，并让它成为贡品进献给帝王，从而名满华夏的。

从唐宋到明清，琼香一直是宫廷香，为天子专享，这才有了"琼脂天香"之美称，以表示它无可替代的位置。即便是古时经常被百越人作为贡品的伽罗香（棋楠），在封建王朝"天朝上国，物华天宝"的思想中，也没办法媲美琼香。

海南香清闻味道并不突出，但上炉熏烤，却甜凉迸发，十分迷人。

有一点大家务必知道，才能真正了解"琼脂天香"的含义，那就是它的药用价值。像星洲系的香品，大多数属热性，肝火比较旺、体质偏热的香友就不太适合；惠安系香品凉性居多，脾胃易受寒的香友不推荐；唯独我们国香阴阳调和，属中性，非常适合养生，这也是历朝皇室把它作为熏香首选的原因。封建时期的帝王，没有哪个不追求延年益寿甚至想着长生不老、寿与天齐，而香被认为气通三界，符合中国道家的养生之术。因此单凭养生和药用价值这一点，就足以体现琼香从古至今的地位。

玩香者若无琼香，老廖只能叹息：此生遗憾！

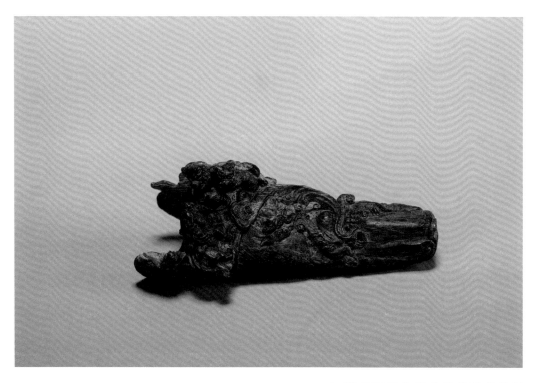

△ 清代回流崖州琼脂精雕瑞兽杯

在老廖刚入行那会，海南香还有大料可收，大料里还时常能勾出大块沉水树芯油，那时候价格真不贵。为什么便宜呢？因为当时懂沉香的少，懂海南香的就更少了，罕有人收。而这几年，能收到的也只有一些盔甲、锯夹、包头之类的壳子料，只能用来熏香、合香，能车珠或雕刻的料子可以说是凤毛麟角。即便有略大一些的，按照现在的价格，那也是没办法下手啊。当初大批量收料的时候其实预测到了海南香价格会稳定增长，也是因为这样才敢大量收藏。但还是没想到价格竟然会这样扶摇直上，可望而不可即。或许是憨人自有憨人福吧！

如果现在有谁说去海南挖出了一批野生沉香，老廖可以很直白地告诉您：那就是杜撰和炒作的。因为海南野生的沉香现在很少很少了，而且海南香除了被誉为"琼脂天香"，也被称作"黎香"，知道是为什么吗？因为我们古人最推崇海南万安地区黎母山（今海南琼中境内）所产的沉香，采香的多为黎族人。从古时候的蛮夷部族到现在的少数民族，先人一代代传下来的生存之道让黎族人十分了解原始森林的脾气，知晓哪里才有可能挖出香，如何才能在遇到毒虫猛兽等紧急危险时自救自保，换作我们普通人根本没有办法采到香。即便是老族人进山，也顶多待个十天八天，一来是干粮有限，二来是对山神和大自然的敬畏。他们认为，如果十天都没寻到香，那可能是山神动怒了，不宜久留。

所以，平常人现在去海南挖香，是根本不现实的。即便你不惧艰险、跋山涉水、翻山越岭，到最后，你还是挖不到香，因为从古至今的开采挖掘早已让海南香所剩无几。并且，海南现在是出名的旅游目的地，高品质琼香的出土地，像尖峰岭、霸王岭、七仙岭、五指山等地，都作为自然景区被严格保护起来了。

可能有一些人会有疑问：挖不了野生的了，那还有得收吗？如果早期没有囤海南香，现在想收，还是有途径。一个就是去沉香原材料的集散地，譬如越南、新加坡等地，这些地方几乎汇集了所有沉香产区的沉香，但是基本上都是倒卖好几手的了，说实话价格不便宜！

还有一个途径，就是找当地少数民族收。同样有优有劣，优点显而易见，就是价格相对集散地要便宜，劣势就是没门没路根本无从找起，而且耗费的时间成本高，产出却极少。可能你花了一个礼拜，还收不到几两，全凭当地居民、族人之间相互带着，挨家挨户找寻。现在的年轻人，估计没几个人愿意花时间来这样做吧。老廖年轻一点的时候比较喜欢走走逛逛，一边收香，一边当旅游一样，可以更好地了解当地民俗风情和特色文化。

所以话又说回来了，不论是谁，收香都不易，且行且珍惜。刚接触沉香的玩家，等日后进阶了，一定要入手一些海南香品感受下。倘若经济能力允许，老廖建议一定要收入一条琼香珠或者一块琼香雕刻件，因为海南香的成品率在所有香品里仅比富森红土高一点儿，是极其低的，成品具有极高的收藏价值。

那么接下来，和大家简单聊一下富森红土香——比琼脂天香还令世人为之疯狂的香！

富森红土，相信知道沉香的朋友必定都听过。其实在越南当地，富森出名的并不是红土，而是矿产资源。富森也被称为富山，隶属于富山县，当地的支柱产业是金矿，有越南最大的金矿。

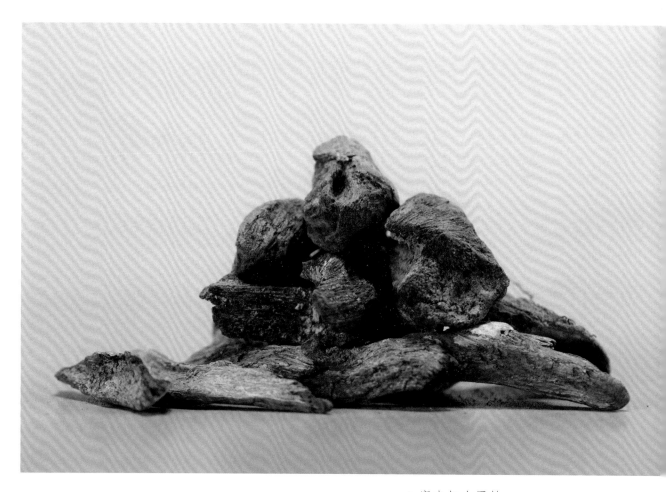

△ 富森红土原材

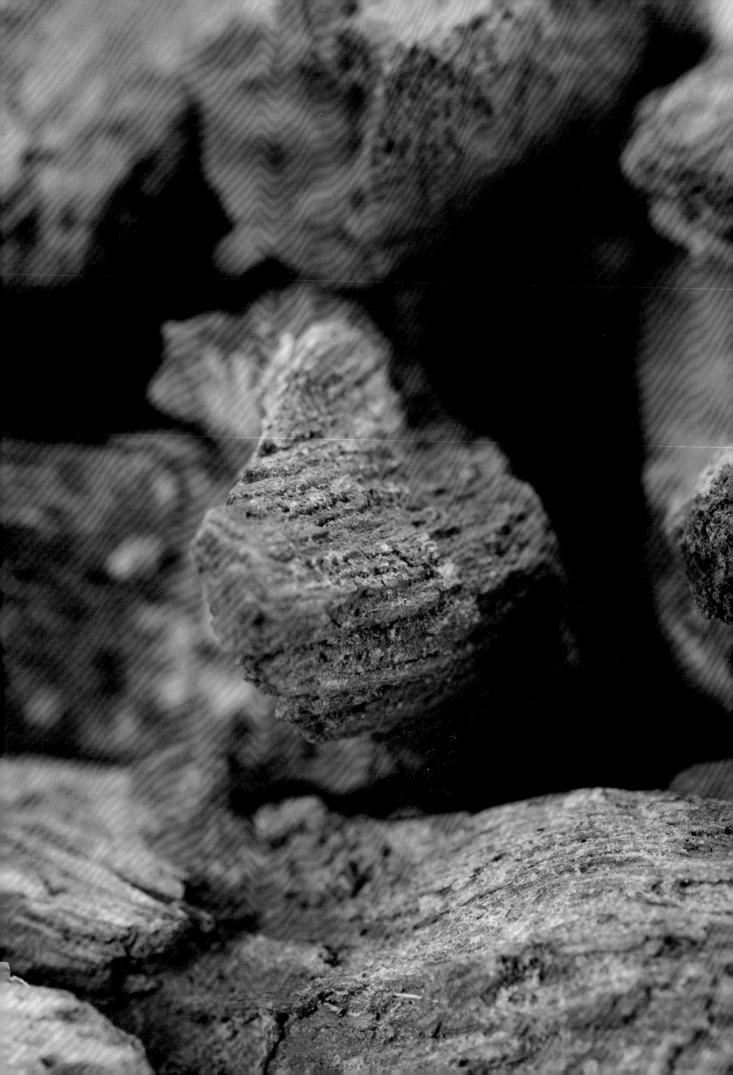

◁

富
森
红
土
原
材

和海南香的情况一样，现在市面上基本都看不到大料的富森红土，常见的均以小块熏料为主。大料都掌握在早期的龙头商家手中，像马来西亚华裔、中国台湾香会、日本香道社团、新加坡华裔商行等等，以及像老廖这样早期侥幸收了些红土的散户。

正因为市面上的散户几乎接触不到实心大料的富森红土，以至于很多半路出家从事沉香行当的商家潜意识里就判定富森红土都是以碎块形态存在，压根就没有能做成雕刻件、珠串的原料，看到谁家要有红土串，就一口咬定是冒充的假红土。因为在他们有限的认知里觉得不可能有红土珠串或雕刻件。

同时呢，另一些少数知情的商户，即便知道有富森大料的存在，但基于手里头没有这样的料子，也不怎么乐意介绍。就好比，你是从事沉香行业的，你说红土好，他也说红土好，大家都说红土好，而我作为一个香友，听你说红土这么稀缺这么好，想找你了解一下，看一下实心大料红土究竟如何，开开眼，也好买一些。可你又拿不出来，那岂不是挺尴尬的？既然红土这么好，你又是内行人，结果这么好的东西你却没有，是不是给人感觉实力不够？既然这样，作为卖家，为何去介绍一些自己手里头没有的货来驳自个儿的面子？还不如介绍自己手里头有的料。

最后结果就是不懂的人了解不深入，懂的人又不乐意说，加上龙头商户掌握着九成以上的原料，久而久之，这个市场就开始慢慢形成一个认知畸形，从而导致富森红土价格畸形。而且龙头商户想要做局拉高价格，轻而易举。价格还不是谁料多谁说的算嘛！拉高价格对整个行业来讲都不是坏事，而一些手里头仅有少量富森红土料的商家更不可能贱卖。离谱的高价是所有行内人乐意见到和维持的，那何必去说透点破呢？

当然，富森红土确实有着它独特的魅力，才有资格成为香薰之王。当前市场上，线香、盘香的合香里，哪怕是国香，也比不了富森红土。在香品中，只要加入少量的富森红土，就能把整体的香韵等级拉高一个档次，使甜味感变得更迷人。这是其他香品没办法做到的，唯独富森红土可以。

　　近年来富森红土被我们国人所知，要归功于台湾同胞的香会。富森红土在台湾被称为红土棋（红棋楠），大家也知道这其中有炒作因素在，因为棋楠里并没有红棋楠这一分类。不过这也是有由来的，这就又要提到日本了。在日本香道对香品的等级划分里，以伽罗为最高级别，而富森红土与棋楠一样，都被划分为伽罗级。正是因为这样，台湾香会才会把富森红土和棋楠划为一个级别，于是就有了红土棋这么一说。

　　基于以上所有因素，造就了富森红土珠串天价的存在，不过老廖建议大家如果想了解富森红土，不要一开始就从珠串或雕刻件入手，因为价格真的不菲，而且你了解还不够深入，花这钱有点不明不白。要知道富森红土的味道是要在一定温度下才能达到巅峰，成品气味反而并不突出，你不可能买个珠串回去上炉熏吧！所以富森红土珠串和雕件，主要是作为收藏品来入手，而不是因为其香韵有多好多好。

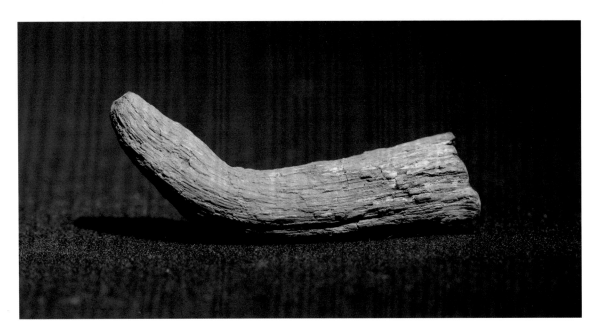

△ 富森红土

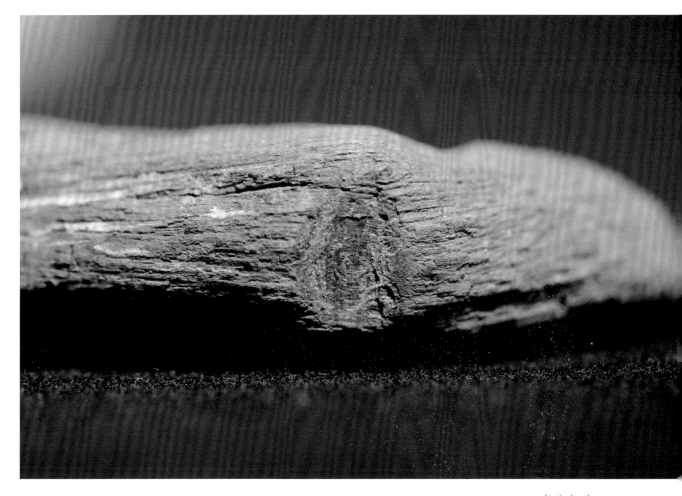

△ 富森红土

　　所以大家想了解富森红土，可以先从气味入手，从作为熏香原料的粉、块、线香类熏香品开始是最直接的方式，而且花费不了太多，几百、几千出头就可以买到不错的富森红土香薰。

　　最后，有个内幕大家可能都不知道，在我们沉香行业里头，线香、盘香类制品其实是最暴利的。那些动辄成千上万的熏香品，成本大部分是很低的。有多少人能通过一款香知道它的成分比例？是否添加非沉香类的香料？正是因为大多数人没办法判断沉香制品的品质高低和成分好坏，所以才滋生这个行业的高利润。

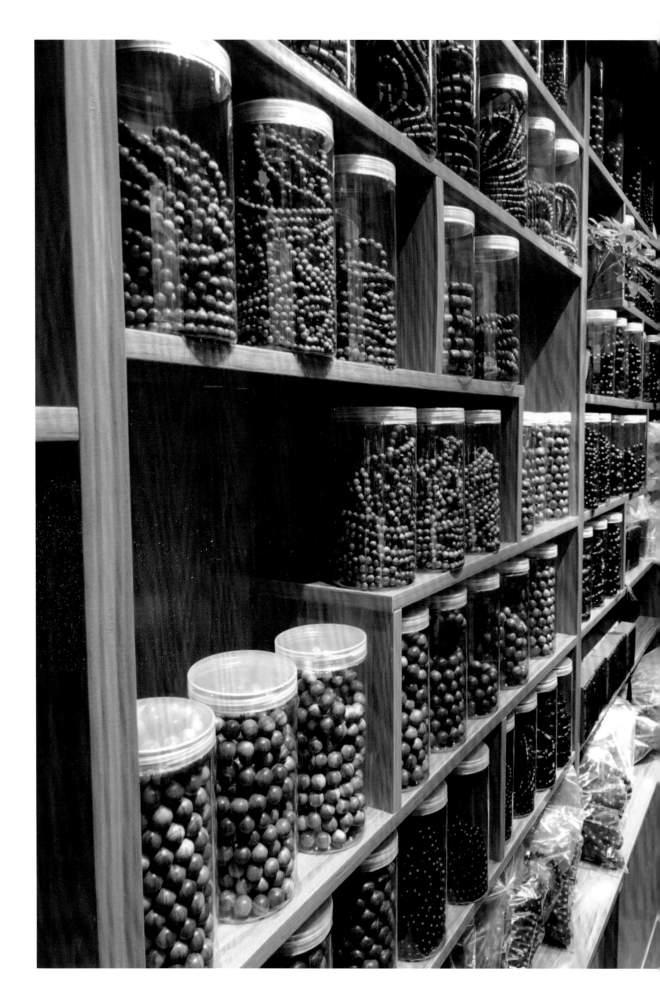

市面常见假沉香曝光

　　"假作真时真亦假，无为有处有还无。"很多新玩家，在还没有学会如何挑选真沉香的时候，很容易被目前市面上五花八门的假沉香干扰、欺骗。老廖这十几年来走访了全国各地的古玩、文玩市场，还通过历年来各大沉香、佛事展会收集，再加上玩家给我们鉴定、结果是假货的，可以说是汇集了目前市面上90%以上的假货样品，如果新手玩家对这些假沉香都有了一定的认知，那假货自然就很难再欺骗你，也就没有市场了！

　　老廖按形态把这些样品分为珠串、雕件、原料三种。

假沉香之雕件仿品

　　假沉香雕件主要分为两种：一种是用纹理和外观像沉香木的树种、木材做的，这种仿品因为材料相对便宜，所以通常都是立体的，而且都是机器雕的，纹理和雕刻的细节破绽很多，资深的玩家很容易就可以辨认出来；另外一种就是压缩件，顾名思义，就是用像沉香木的树种、木材，甚至用低等级的沉香，通过压缩技术，改变其纹理和密度后做出的仿品，经过这几年技术上的不断更新，现在可以做到控制成品是否沉水，成色、纹理、品相都和天然沉香几乎一样。

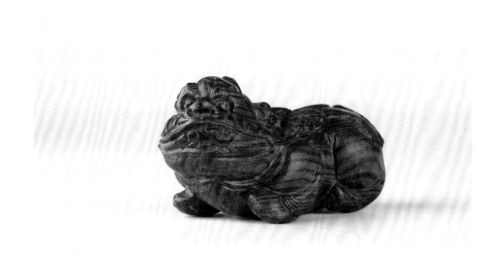

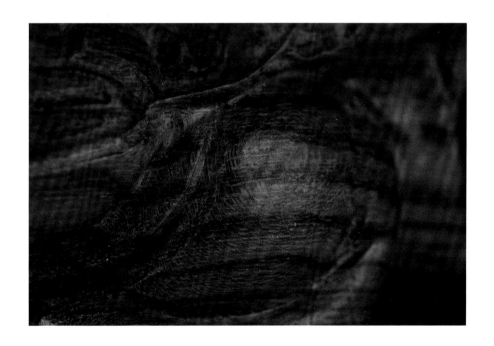

雕件仿品一

外号：印尼虎纹维利沉香
原形：印尼藤木，又称花奇楠

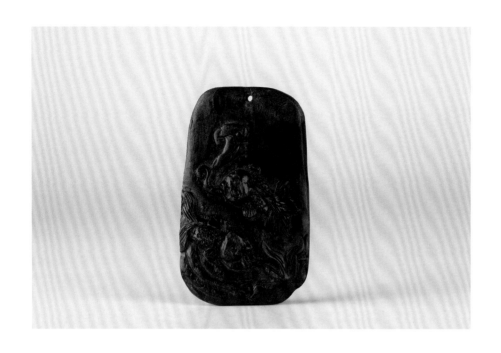

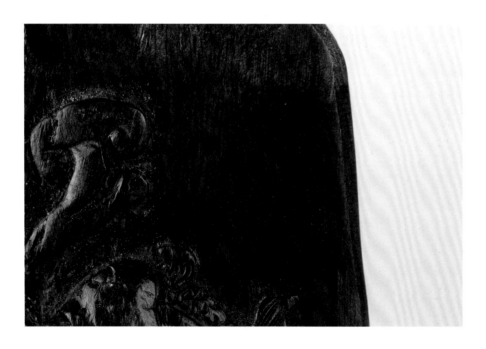

雕件仿品二

外号：越南/印尼沉水料

原形：第一代压缩沉

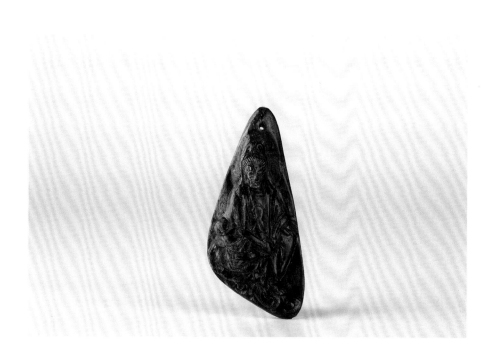

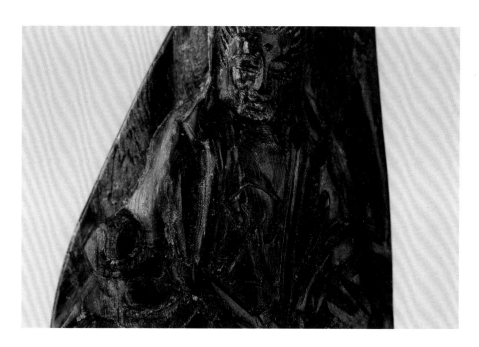

雕件仿品三

外号：越南/印尼沉水料

原形：第二代压缩沉

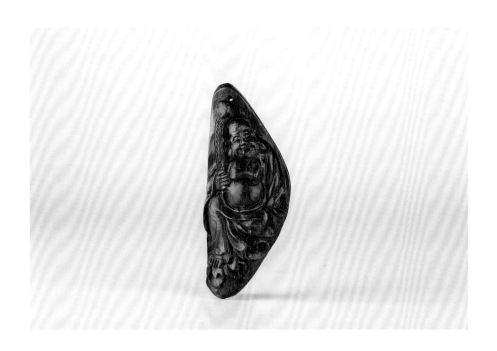

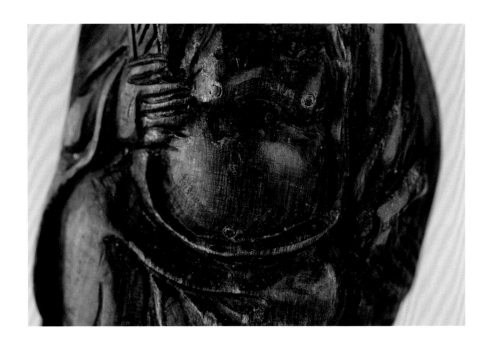

雕件仿品四

外号：越南/印尼沉水料

原形：第三代压缩沉

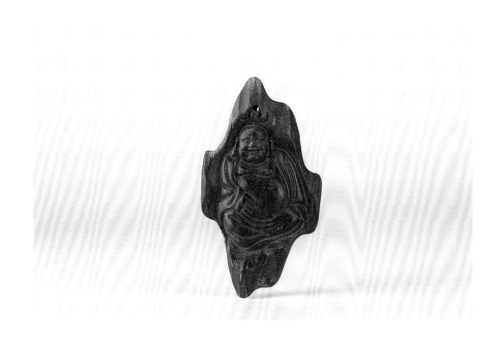

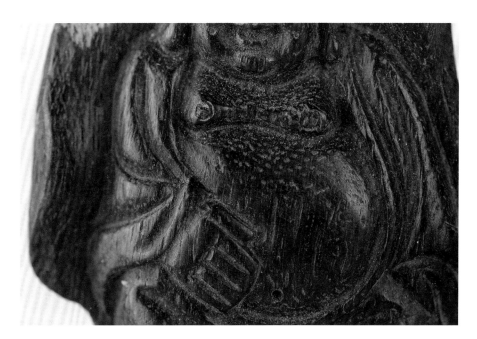

雕件仿品五

外号：越南/印尼沉水料

原形：第四代压缩沉

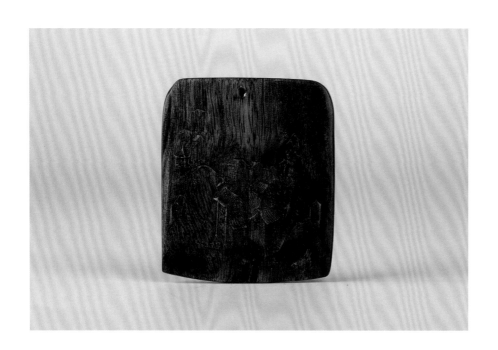

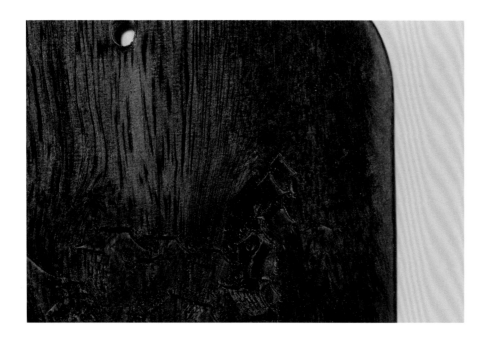

雕件仿品六

外号：越南/印尼沉水料

原形：第五代压缩沉

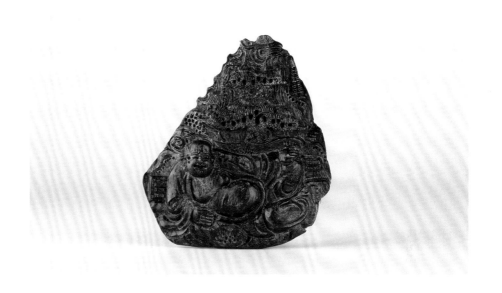

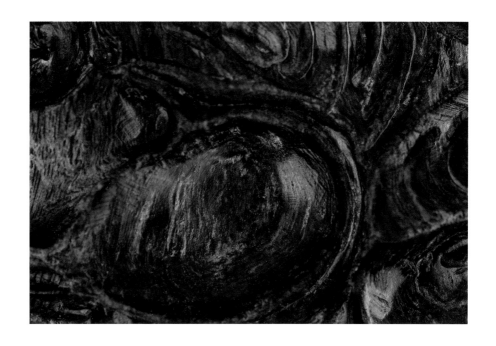

雕件仿品七

外号：越南/印尼沉水料

原形：第六代压缩沉

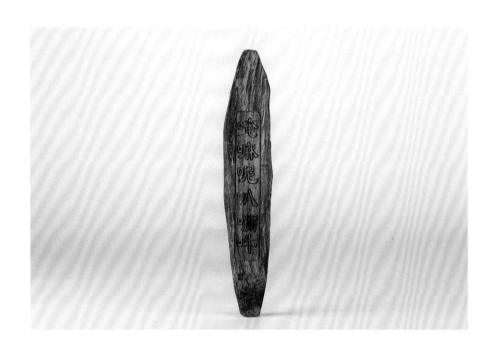

雕件仿品八

外号：越南/印尼沉水料

原形：第七代压缩沉

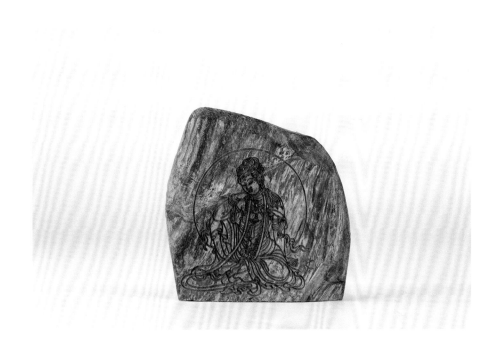

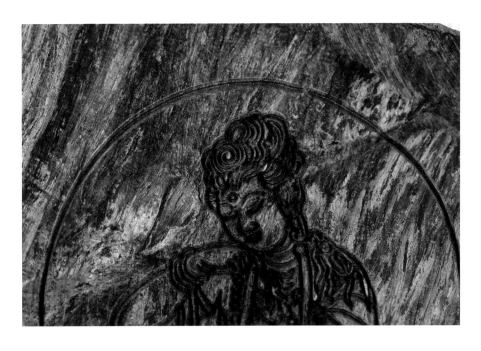

雕件仿品九

外号：越南/印尼沉水料

原形：第八代压缩沉

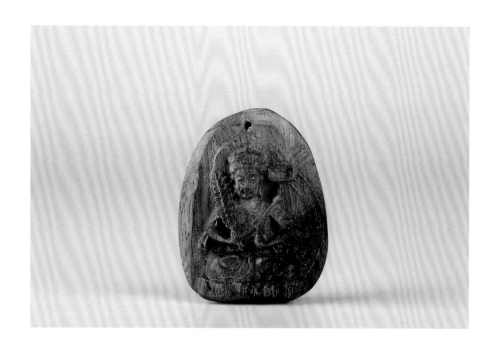

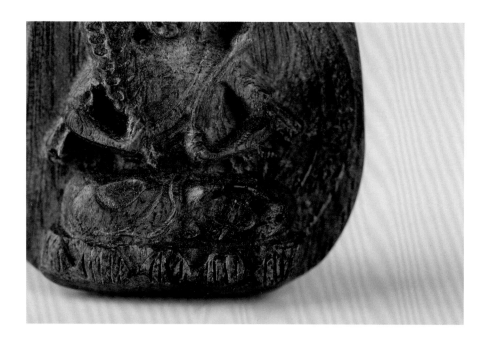

雕件仿品十

外号：越南/印尼浮水料

原形：第九代压缩沉

假沉香之原料仿品

前面给大家展示了雕件的假沉香样品，现在我们要从源头上看一看假货的原料是什么样子的。

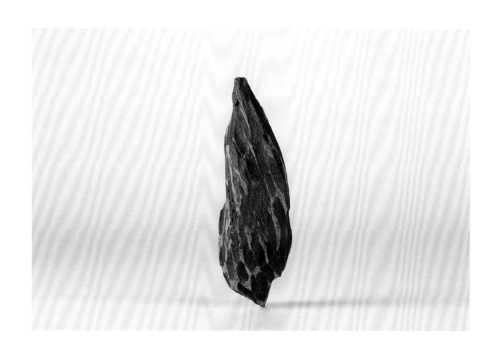

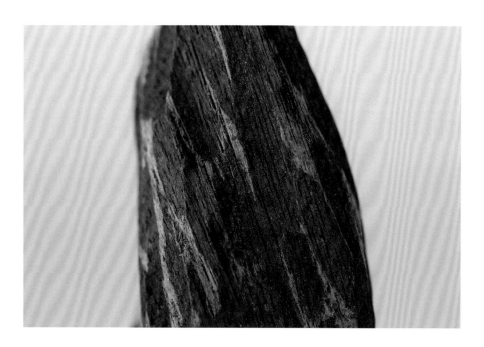

原料仿品一

外号：加里曼丹黄土香
原形：澳洲枫木

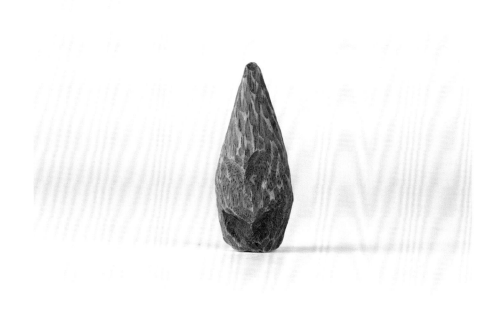

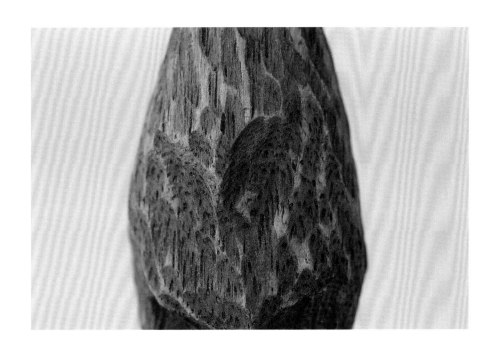

原料仿品二

外号：越南虎皮沉香
原形：越南花斑藤木

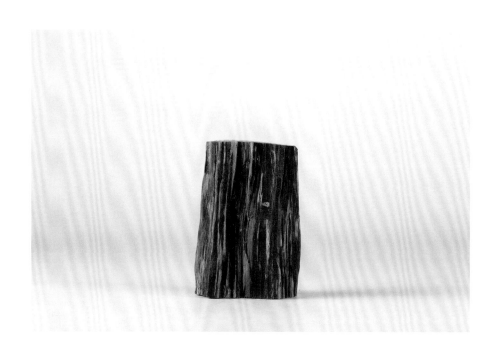

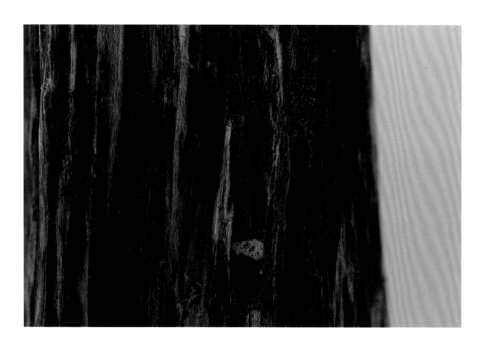

原料仿品三

外号：马泥涝黄土沉

原形：缅甸花梨木

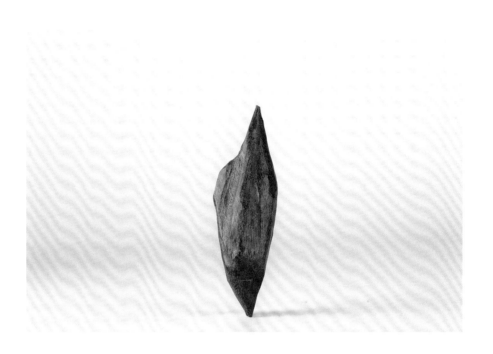

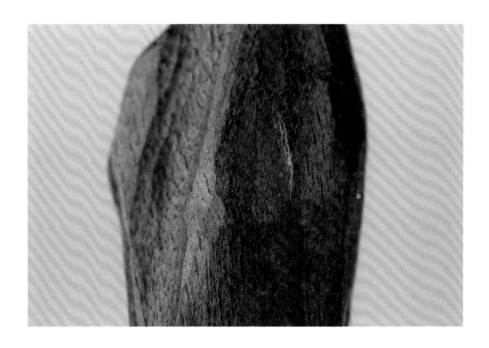

原料仿品四

外号：印尼黑油沉水香
原形：印尼条纹黑檀木

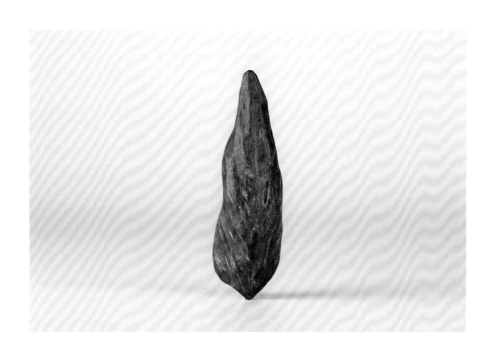

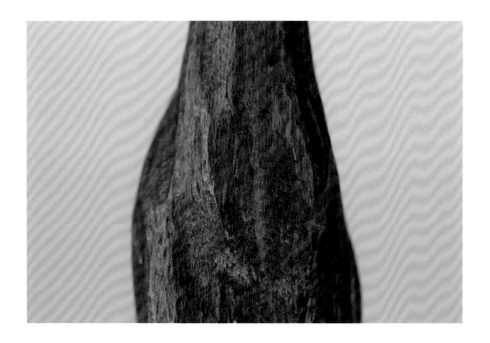

原料仿品五

外号：泰国黄油料

原形：泰国大理石木

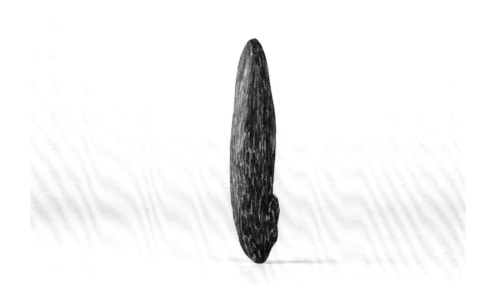

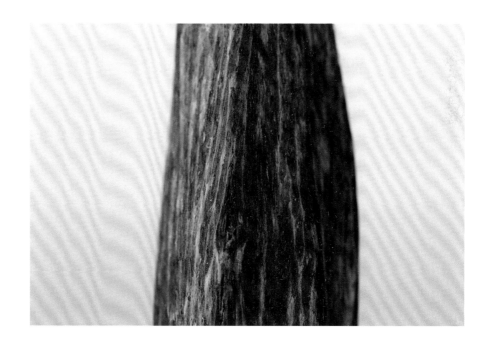

原料仿品六

外号：印尼黑油沉水香
原形：印尼条纹黑檀木

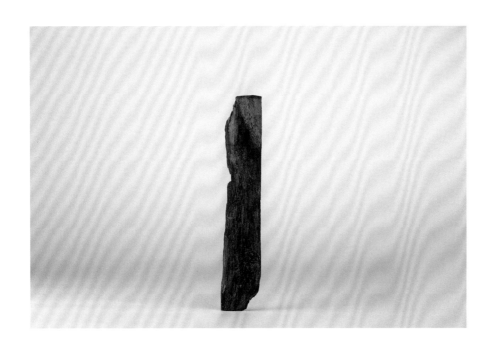

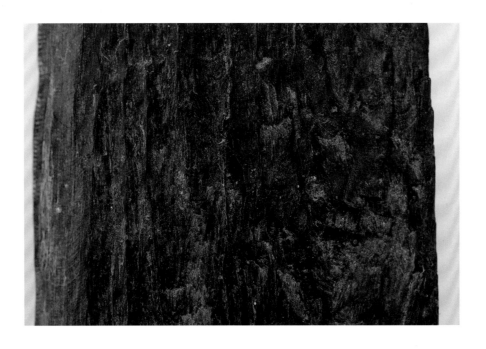

原料仿品七

外号：泰国黄油料
原形：泰国大理石木

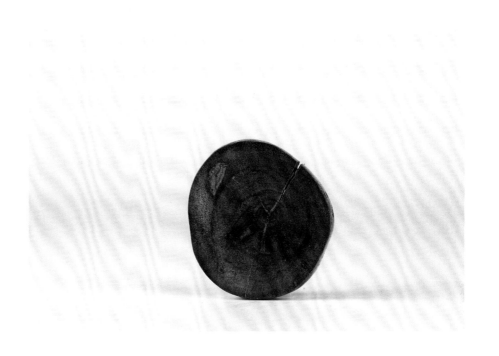

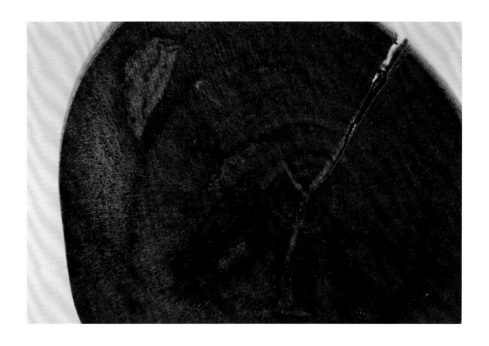

原料仿品八

外号：印尼黑油沉水香
原形：印尼条纹黑檀木

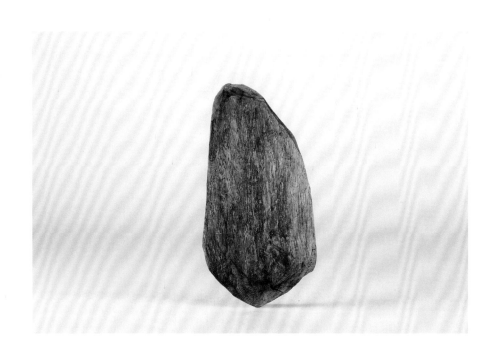

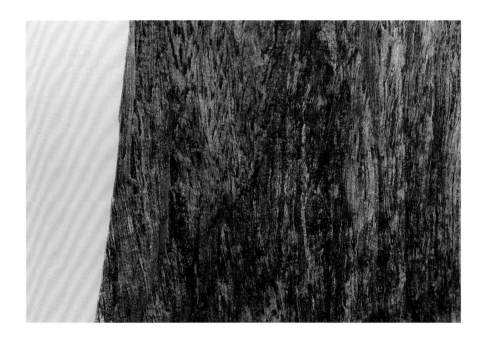

原料仿品九

外号：泰国黄油料
原形：泰国大理石木

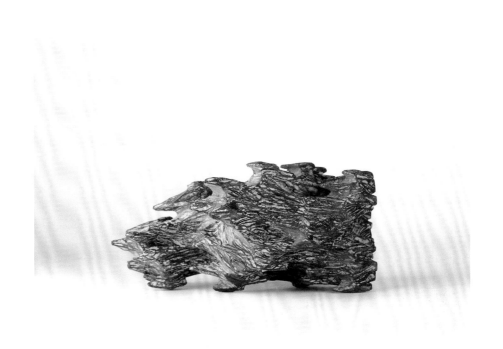

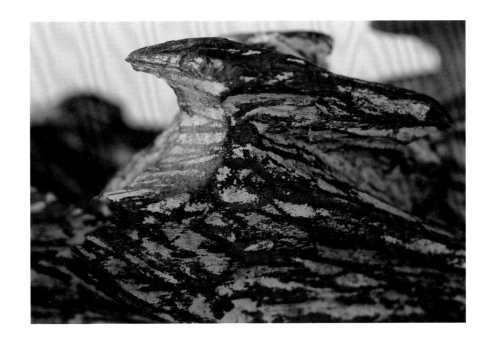

原料仿品十

外号：印尼黑油沉水香
原形：印尼条纹黑檀木

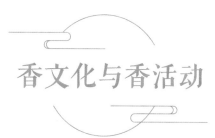

香文化与香活动

　　沉香对于中国人来说不仅是一种香料、一种用品、一种玩物，更是一种文化、一种修行、一种对生活的追求和期盼。从中国香文化与沉香结缘那一刻起，沉香就不再只是众多昂贵香料中的一种了，更客观地来说，它已经成为中国香文化的重要载体。

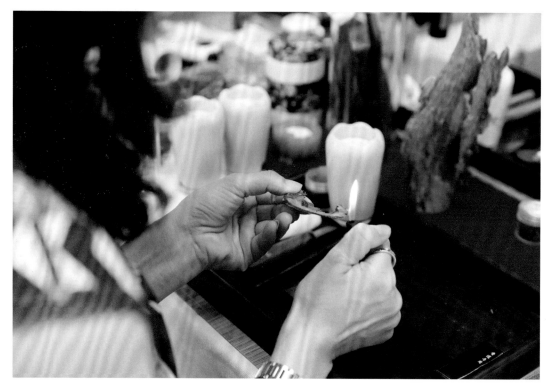

△ 品香课

从先秦的燔木升烟，到大汉的博山炉暖；从隋唐的盛世流芳，到宋元的巷陌飘香；从明清的群香缥缈，到近代的香消烟冷，香文化伴随中华文明走过五千年的风雨兴衰，历经明火、暗火、隔火熏香、线香等诸多阶段，一缕袅袅青烟，丝丝美妙香味，层层不语禅意。但是，说起香，有一些朋友还是不太懂。有人说："看不懂这些复杂的香道器具，到底是要做什么用的？"有人说："在度娘搜索了半天，仍然不知道篆香是什么。"还有人说："看到很多香道雅集活动，却对香怎么玩一点概念都没有……"

这个篇章我们就来聊一下香文化的发展历程以及各种玩香、品香活动。

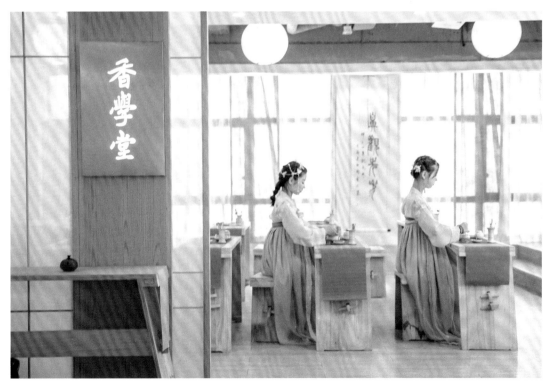

△ 香篆课

115

香文化发展历程

　　肇始于春秋、成长于汉、完备于唐、鼎盛于宋，中国香文化历经千年风雨，留给民族与历史的是一笔不可多得的财富。综合历史记载，其发展主要经过了以下几个阶段——

　　香烟始升：萌发于先秦。

　　博山炉暖：初成于秦汉。

　　香光庄严：成长于六朝。

　　盛世流芳：完备于隋唐。

　　巷陌飘香：鼎盛于宋元。

　　香满红楼：广行于明清。

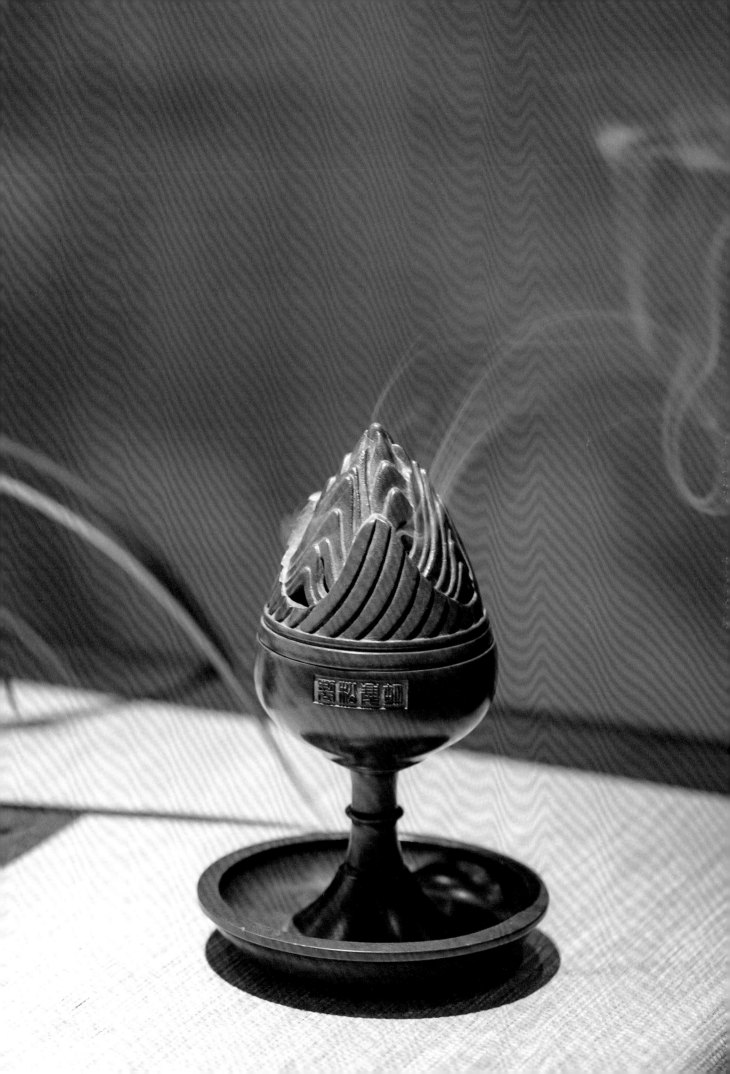

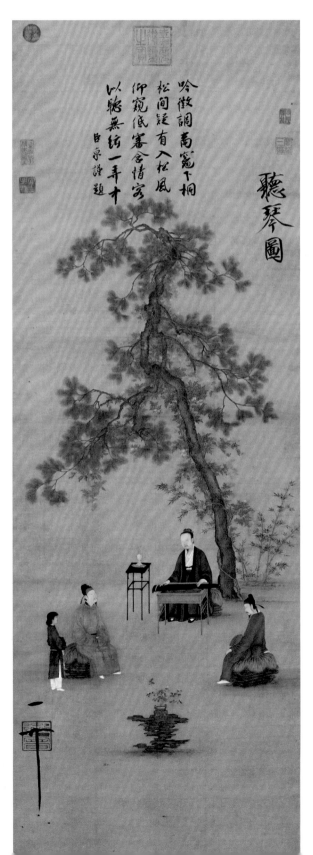

吟徵調高窻下桐

松間疑有入松風

仰窺低審含情客

以聽無絃一弄中

聽琴圖

臣原譜題

▷《听琴图》

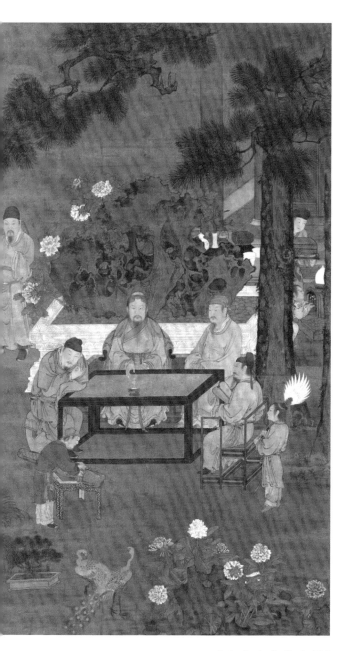

壹 香席的概念

这个词是由台湾学者刘良佑先生在其所著的《香学会典》一书中提出来的。在他看来，仅仅沉溺于嗅觉上的品香是不够的。所谓香席，他的理解是"经过用香功夫之学习、涵养与修持后，而升华为心灵饕宴的一种美感生活"。

要说明的是，玩香、品香应该发展到"香席"这一阶段，已成为一种文化活动，所以香席既不是与改善气味有关的熏香行为，也不是与宗教活动有关的焚香行为。

说到香席的由来，魏文帝曹丕曾邀约建安七子共品迷迭香，并作《迷迭香赋》。全文如下：

生中堂以游观兮，览芳草之树庭。

重妙[叶]于纤枝兮，扬修干而结茎。

承灵露以润根兮，嘉日月而敷荣。

随回风以摇动兮，吐芬气之穆清。

薄西夷之秽俗兮，越万里而来征。

岂众卉之足方兮，信希世而特生。

今日我们以七人作为香席的人数上限，多半是由此而来，七人的限制其实也有其环境和流程约束的必然。

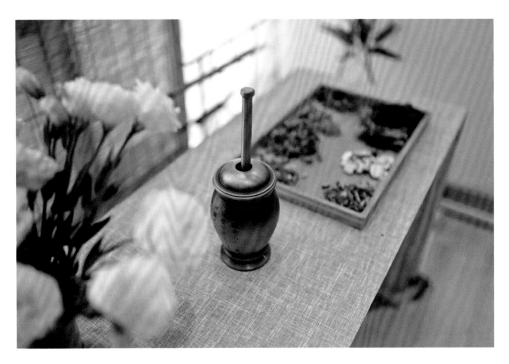

△ 香席准备

贰 香席

香席是以香为媒介来进行的文化雅集活动，是通过行香的过程来表现心灵境界，体悟生活美学，体现生活中的细小事件。

香席活动就是让我们慢下来，静下来，在美妙的馨香中净心契道，调和身心，品评审美，励志翰文，寻求人生真正的意义。

品香对一个人的内在修养、外观气质有绝好的助益。在这个快节奏的社会里，不妨利用品香、行香的过程让自己静下来，调养气息，提升生活品质与个人智慧。

一个完整的香席活动由以下三个相关而连续的步骤组成：

一是品香，是对香料的了解以及对出香工具的熟悉和方法的训练。

二是坐香，是在静室香斋中勘验学问、探究心性的过程。

三是课香，是利用书法来进行习静功课、展现心灵境界的过程。

叁 香道展示

古法篆香（打香篆）

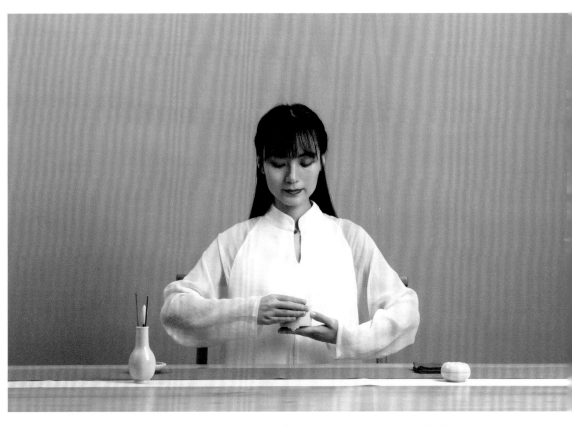

△ 国家香道师、木之森首席香道师万宇

篆香也叫印香，是将香粉压成篆文形状之后点燃的一种玩香方式。在现代人生活的繁华闹市，篆香是一门优雅的生活艺术，我们可以通过焚一炉香，在香气中修养身心，陶冶情操，体会生活中的美。

具体
步骤

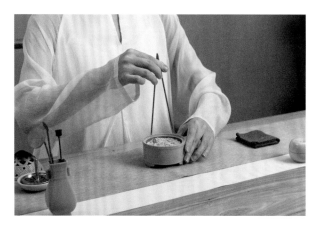

步骤一：用香箸轻轻捣松香灰，让香灰混合均匀，便于空气流通。

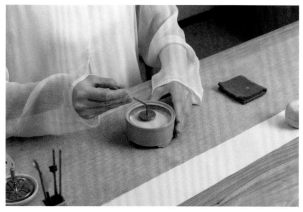

步骤二：用团形灰押整理香灰，让香灰平整，无明显痕迹，切记不可将香灰压实。

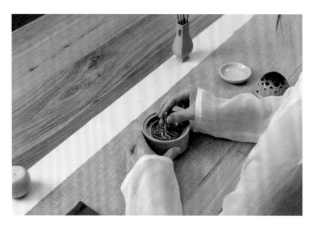

步骤三：将篆模轻轻地放在整理好的香灰的中间位置。

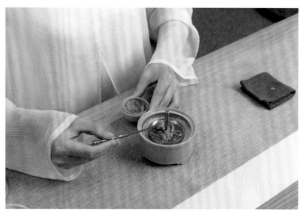

步骤四：用香匙将香粉放置在篆模内，香粉不可放置太多。

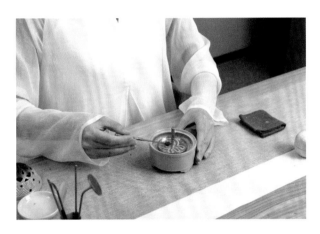

步骤五：用香铲轻轻将香粉填进篆模内。

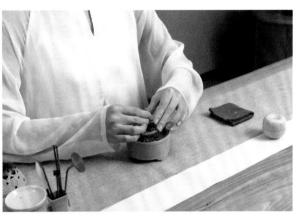

步骤六：填放好香粉后轻轻将篆模拿起。

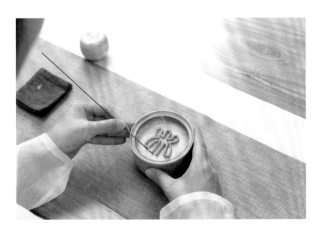

步骤七：取一根线香，用左手将篆模点燃。

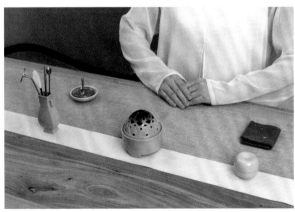

步骤八：品香。

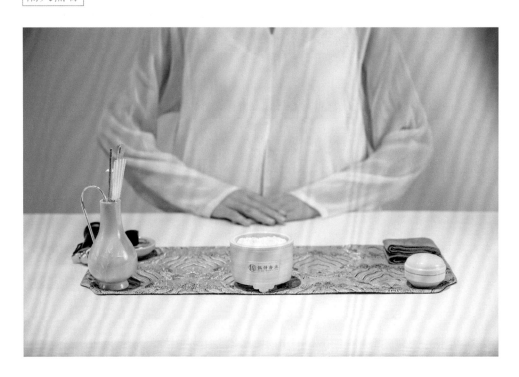

隔火熏香是一种很考究的用香方法,不直接点燃香品,而是以专门制作的香炭块为燃料,通过隔片炙烤香品,这样可使用香者免于烟气熏染,也有利于香气释放,给人舒缓、温润、香韵悠长的感觉。隔火熏香在唐代已经出现,宋之后较为流行,日本香道采用的就是隔火熏香。

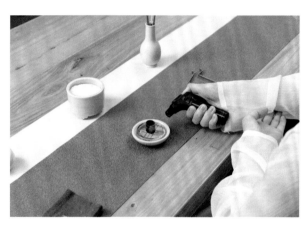

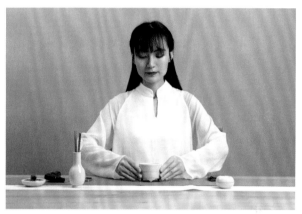

步骤一：燃碳，用火箸取一块碳，放在碳架上，用香道专用火器将碳烧红，待表面为灰色，表示碳已烧至通透。

步骤二：请炉，用双手将香炉请到居中位置。

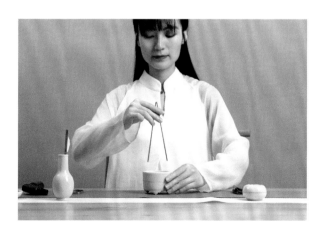

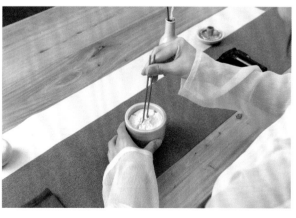

步骤三：松灰，用香箸将隔火香炉里的香灰捣均匀。

步骤四：开火窗，用香箸在香灰中间位置开碳孔。

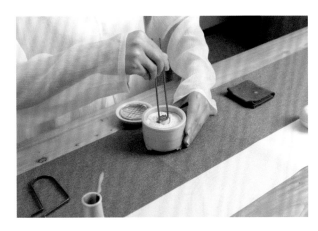

步骤五：置碳，将烧好的碳放进碳孔内，擦拭香箸，再用香箸将其埋成一个30至45度的小山堆。

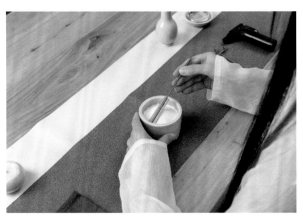

步骤六：整理香灰，用扇形灰押整理香灰。

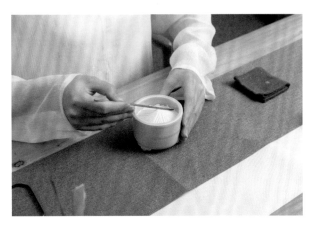

步骤七：压筋纹，用别莺或者香箸在山堆表面压出筋纹。

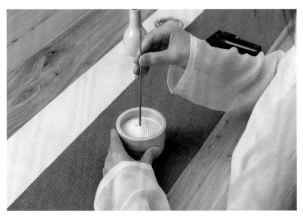

步骤八：压花、开碳孔，用别莺先压花，再用另一头在山堆中间开一个碳孔。

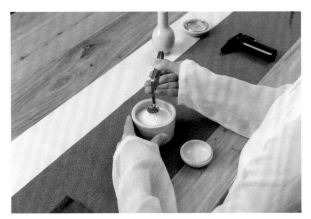

步骤九：加香粉，取适量沉香粉或碎料放入云母片，用香夹将云母片放在碳孔正上方。

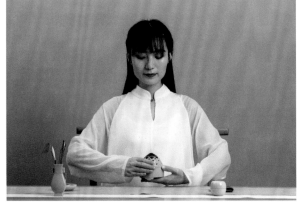

步骤十：品香，品香时以左手持炉底，右手半掩炉面，双臂展平，品香，呼气时将头转向右侧。

肆 香味品闻

宋人提出了"鼻观"的概念，并且提出了品香时"犹疑似"的审美判断。"犹疑似"就是在似有似无之间，去把握一种灵动之美，这与禅宗"说一物便不中"的境界十分吻合，也就是借有相之香，因物证心，反照自性，远离一切杂念，以与觉悟解脱相照应。

"鼻观"的过程就是品味、感悟、印证的过程，通过香气净心滤性，远离是非杂念，完成人生的自我修养，感悟人生真谛。

品香大致可分为三个层次：感觉、感知、感悟。

感觉：对香味的直接把握，准确嗅出它的甜味、凉味、苦味、清香、奶味等，为感知香味打好基础。宋人有"清、甘、温、烈、媚"五品之标准，可对照体味。

感知：从物质上升至精神层面的阶段，对香味观思，使之"犹疑似"，触动我们的灵感，开始进入潜意识。

感悟：对人生真谛的感悟，通过对香味的凝思净心滤性，超然于物外，念天地之悠悠、宇宙之无限，从而达到神清气明之境界。

完成和感受品香的三个境界，最主要的是借一个"静"字净心滤性。身静，放下手中的事，使自己的身体得到轻松；心静，放下心中的事，使自己的心灵得到安宁；意境，摒弃杂念，感悟人生真谛。通过鼻观，感知香气，激发灵感，澄心静怀，达到月明波静、风轻云淡、以静生慧的境界，从而感悟生命之意义：或叹宇宙之浩渺，或忆似水年华，或顿悟难解之惑，或消融胸中块垒，或感生之快乐，或达内心愉悦……

明代是中国香学发展的成熟阶段，品香配合文学和书法的抒发，以及生命价值的发现，为整个香席的活动完成了最后的注脚——古代完整的香席流程。

伍 香之妙用

沉香线香的使用

品香方式

【生闻】生闻是第一印象，容易有先入为主的感受，不过生闻的气味和点燃后有非常大的差别。

【点燃】用火焰中焰部分点燃线香（焰尖温度过高容易将香烤焦，产生焦味），点燃后轻轻扇灭明火，只余下一星儿红点暗火，烟就会出来了。

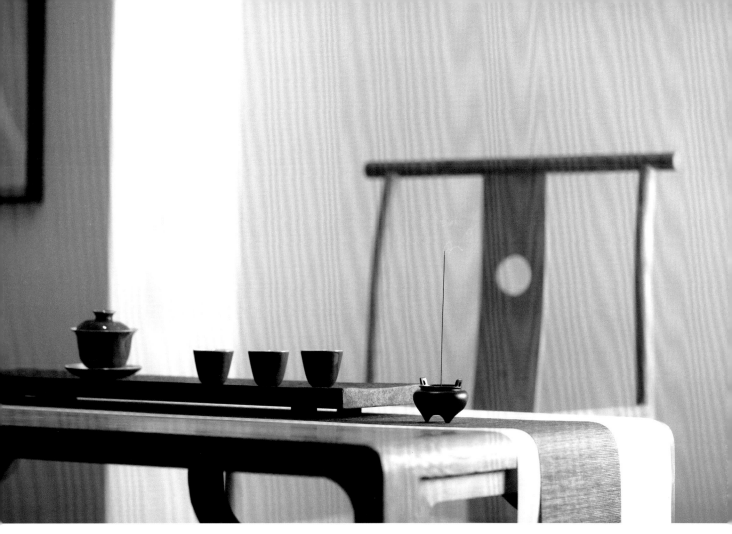

△ 线香使用场景

【放置】出烟后，将线香放置于距离你约1至2米处；如果房间有风，建议将线香放置在上风位置。品香距离建议不少于0.5米，否则，你可能会觉得有烟火气。一般建议不要把线香放置在高于鼻子的平面上，否则香气可能会都在你的头顶聚集，去不到你的鼻子里了。45度的放置角度最佳。

如果是作为环境香氛，根据房间大小和通风程度，可将香放在2至3米处，甚至更远的距离。因为一款好香具有极强的穿透和辐射能力，相隔10米远也能够感受到香意。

【走动】在房间内来回走动一下，也可以在不同距离静坐一会儿，感受线香的扩散能力、层次感以及香韵的流动。香熄灭后，离开房间一会儿，再回来品余香。计算一下留香时间，感受一下余香、余韵的变化。有的香可能点燃时不好闻，但是尾调却变得好闻。

场景用香

线香常在小空间、小范围内使用。

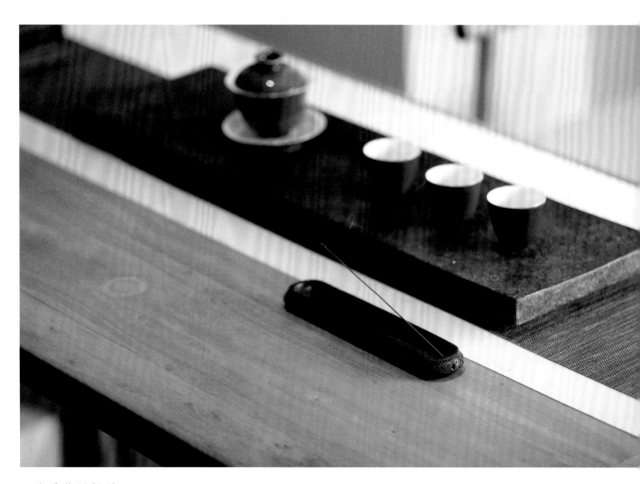

△ 线香使用场景

电子熏香炉

　　用沉香粉熏香最好是使用电子熏香炉，因为它有调节温度功能，你可以根据沉香粉的不同品级调节最适合的温度。如果是含油量较低的沉香粉，熏香的时候可以取0.5克左右的香粉，将电子熏香炉的温度打到100℃至120℃之间，这样可以充分激发沉香的香味。如果用的是品级高、油脂含量高的沉香粉，熏香的时候一般用量在0.2克左右，香炉从100℃开始慢慢加热，但是后面温度不要超过180℃，温度最好控制在100℃至120℃左右。

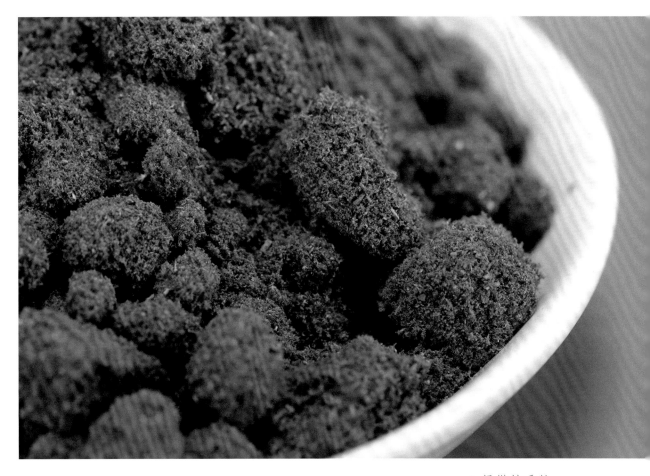

△ 绿棋楠香粉

电熏炉

取适量沉香片置于电熏炉的不锈钢盘内，插上电源，即可享受沉香甘甜馨香的味道。

冲茶法

使用沉香片冲茶必须挑选质量好且无着色或上胶的沉香片，尤以厚片为佳，因沉香片富含微量元素，可令水质甘洌。

方法一：水煮法，将适量沉香片放入壶内，不宜过多，加水煮开，即可饮用。

方法二：冲泡普洱茶，增加其口感。

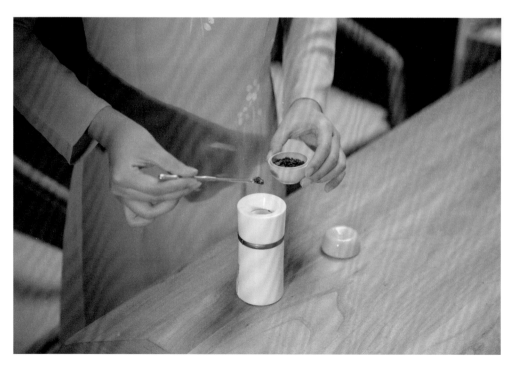

△ 沉香片

沉香煮的水能促进血液循环，通经活络的效果非常好，尤其在冬天，饮用沉香水可使手脚不再冰冷。用来煮水的香材形态以片状或壳料为最好，这样的形态煮水前好清洗，可将附着在沉香上的灰尘洗净。如若挑选的沉香结构复杂，形态不规则，在清洗过程中容易疏忽细节处理，导致煮水时有脏物产生，影响整体水质。

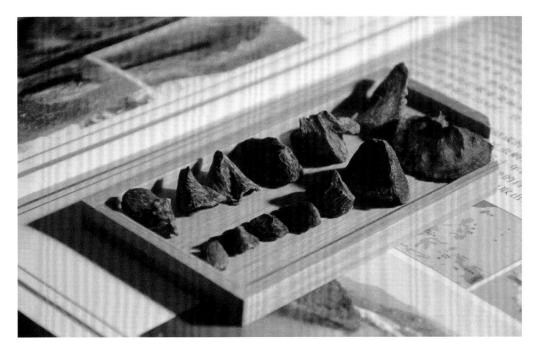

△ 海南壳子料

香材本身则以生结沉香为主。根据古籍记载，在药用价值上占有优势的沉香香材以生结状态的为主，此种状态下的沉香香材所含物质更容易被吸收，并且适用人群广。

挑选时注意香材要大小适中，不宜过大。沉香煮水时一般一次消耗1至2克，根据油脂含量一块香材可煮水1至3个月左右。

所选的香材要为天然的沉香片，因为在高温下沉香油脂会散发，如果选用的是用胶水修补过的或者化学结香的沉香，煮水后服用，会起到反作用。

香材的产区尽量以惠安系为主，海南沉香为最佳选择。这点是基于惠安系香材与星洲系香材在特性上的区别，惠安系香材结油适中，并且香气清甜雅致，煮水饮时口感优于星洲系的香材。

沉香煮水的具体步骤如下：

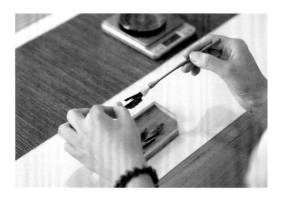

步骤一：将挑选好的沉香香材冲洗干净，可用
软刷轻轻刷洗，去除表面灰尘及脏物。

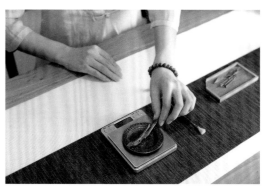

步骤二：用电子秤称取香材。

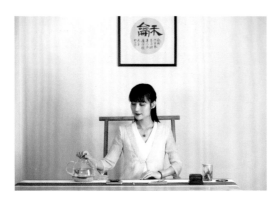

步骤三：将冲洗干净的沉香香材投入烧水壶或
者保温杯中。

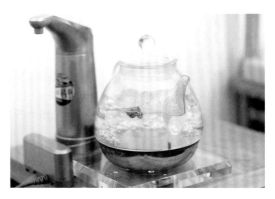

步骤四：自然煮水至水开。

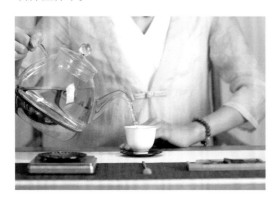

步骤五：将煮开的沉香水倒出，分杯饮下。注
意：在将沉香片放入烧水壶或者保温杯前，可
先用盖碗冲泡8泡左右，再来煮水，这样煮好
的水口感会更清甜雅致。

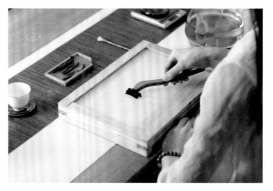

步骤六：由于沉香片的油脂含量不同，一般
1至2克沉香可持续煮水1至3个月左右，直至味
道变淡，此时若将沉香片放置在干净的晾网上
阴干，可再置于电子熏香炉里作为熏香使用。

沉香雅集之美

香，颐养身心，凝神静气。独坐闲无事，烧香赋小诗。燃一炉香，弹琴，吟诗，是古人文艺生活中常见的场景。时至今日，我们思古怀古，学习宋人的雅致生活，藏香、品香、赏香已成为众多人士的雅好。"南台静坐一炉香，终日凝然万虑忘"，现代喧闹的生活也需要这种动中求静的意境。学习香道，修习的不仅是对各类香品气息的把握，更是内心对美的鉴赏、对质的理解。传统文化是民族的宝贵财富，如今越来越多的企业开始将传统雅集文化活动融入员工的业余生活中，专业的香道活动不仅能拉近员工之间的关系，更能提升大家在精神层面的享受。

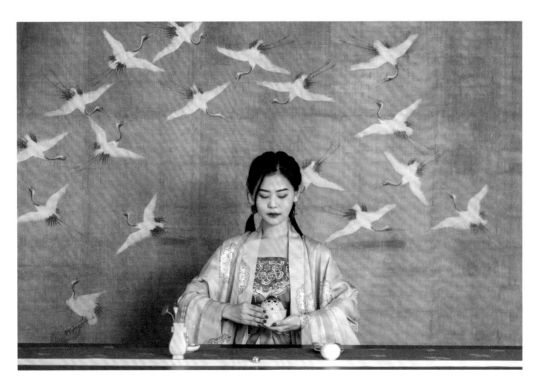

△ 品香

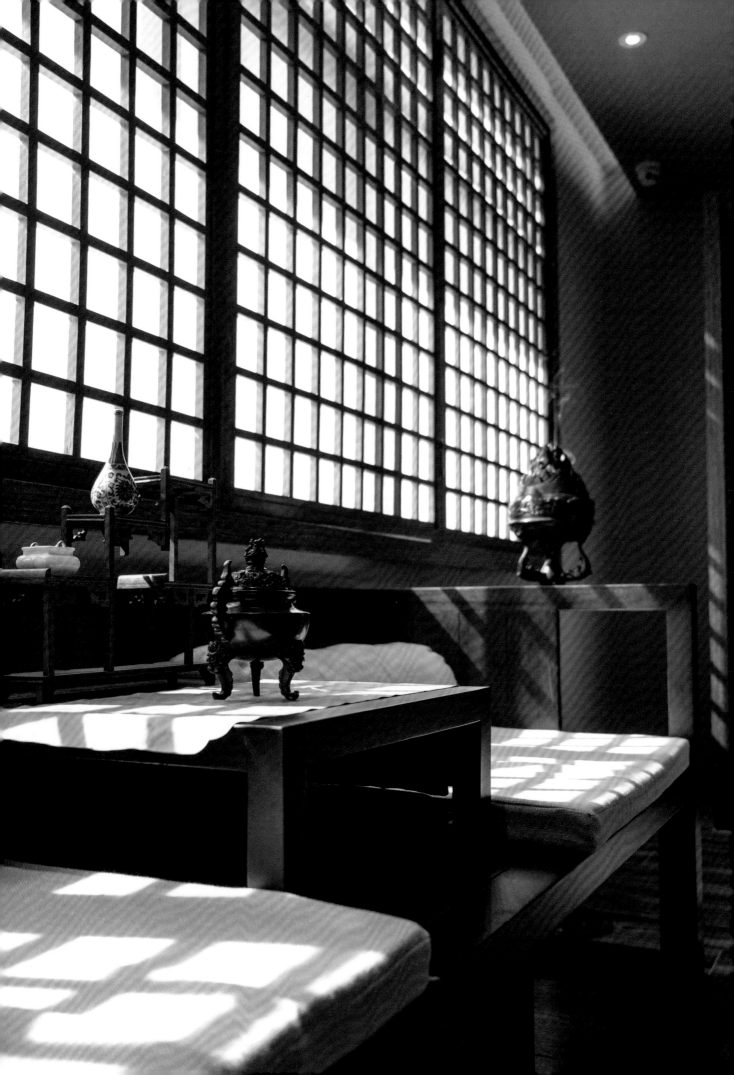

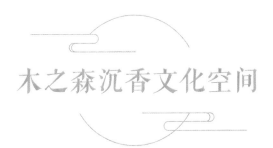

木之森沉香文化空间

　　美不仅仅可以用来欣赏，更是一种力量。中国传统文化中的香气美学是生活美学的一部分，它是以天然芳香植物的香气为载体，在日常生活中，结合不同的环境、时间、地点、器物来展现香气，爱好者可体会品评，净化内心，以达到修身养性、陶冶情操的目的。

　　为了给所有热爱生活美学的香友们创建更好的交流空间，木之森集团成立了新生活美学馆，馆内设置了木之森香学堂、伍仟香业展厅、品香室、沉香博物馆、工艺大师雕刻室、制香体验中心等几大区域。

木之森香学堂

　　木之森香学堂专注于文人香学高级研习、企业团建和文化培训，致力于建立中国文人香学系统。木之森香学堂汇集了行业内优秀的香道师团队，以香文化的传承与复兴为己任，希望能与香友们一起，跟随文化的足迹，了解香之理，学会香之用，感受香之养，参悟香之道。我们尝试让您在享受香之韵味的同时放松身心，也积极挖掘中国传承千年的文化线索，让雅集文化融入现代生活，消解艺术审美与日常生活的边界，让香复归生活。

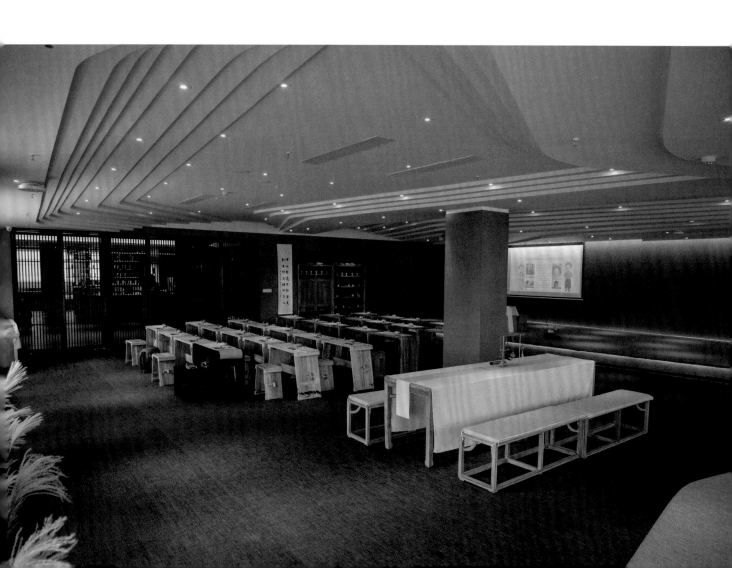

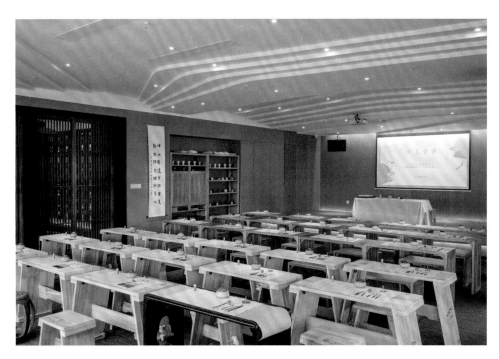

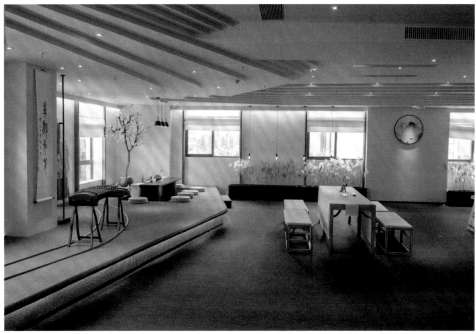

伍仟香业展厅

伍仟香业展厅设计以东方审美融合现代生活美学元
素，让我们在一味香的时间浓度里感受从容婉约、细腻
优雅的东方美学在现代空间的新生。

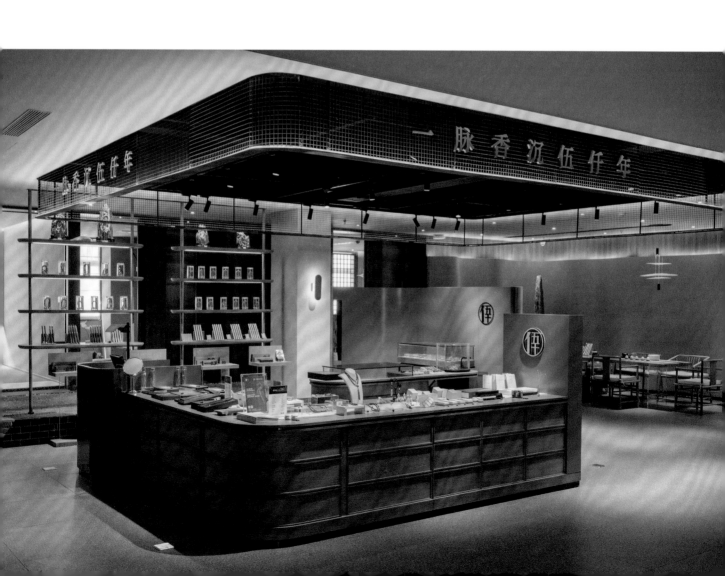

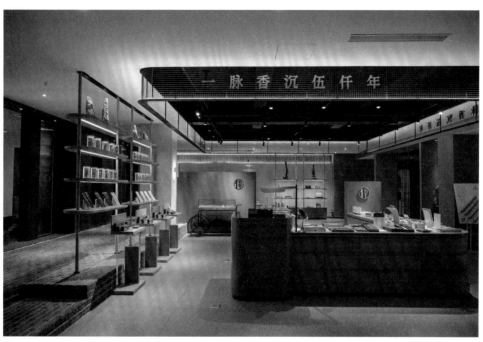

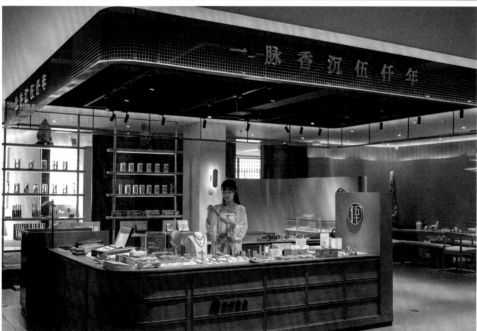

沉香博物馆

木之森集团从事香行业十五余载，积累了大量顶尖沉香原材料，集团沉香博物馆展出大量来自越南、中国海南、印尼、马来西亚等多个产香区的沉香藏品，包含各类顶级棋楠，还有多种形制的香炉器具，对沉香爱好者学习和感受香历史、香文化有很大帮助。

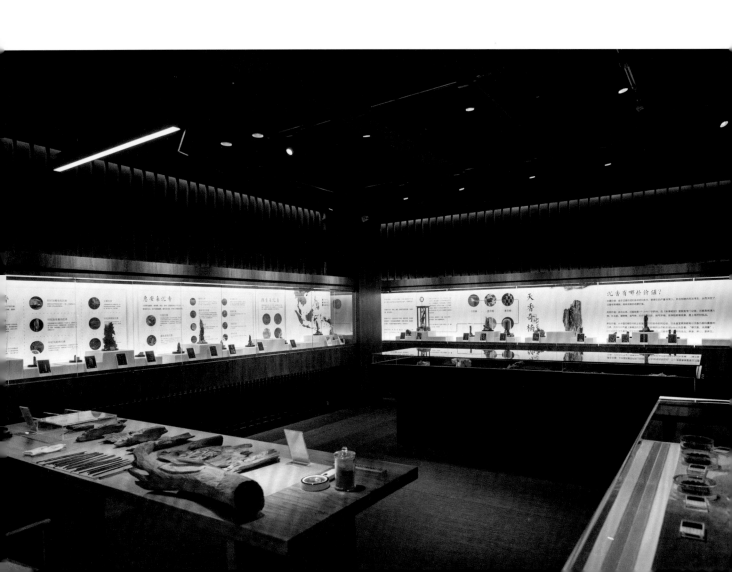

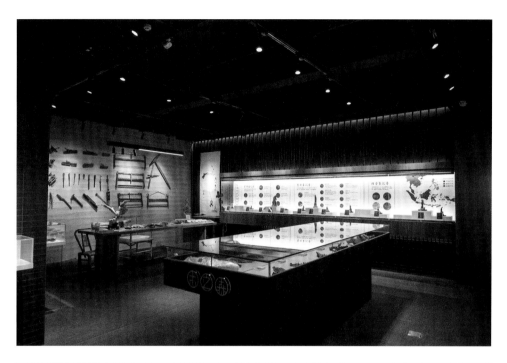

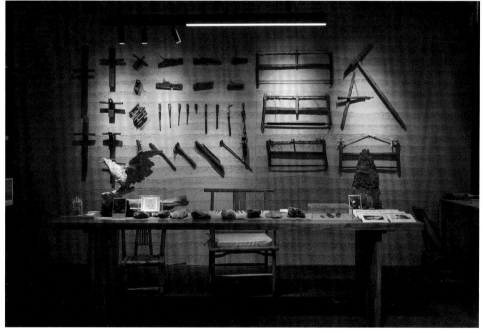

品 香 室

　　最能反映文人雅士闲情逸致、超凡脱俗一面的，大抵要数文人雅集，参与者宴饮谈笑，品古论今，潇洒惬意，难怪古时兰亭之会、兔园之宴的佳话被传颂至今。焚香、品茗、挂画、插花乃中国古时文人的"四般闲事"，以闲养心，通过雅致之趣颐养情志、修身养性，这种生活状态也被越来越多的现代人向往。木之森新生活美学馆设三处品香室，在这里，三五好友相聚，点起一炉上好的沉香，炉中升起的袅袅细香与悬壶高冲激起的茶烟相结合，屋内瞬间盈溢着沉香与茶香，品香论茶，不愿归去。

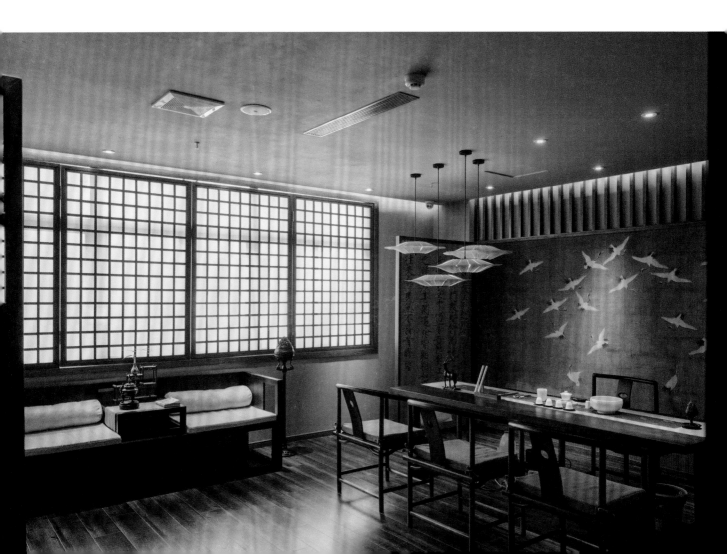

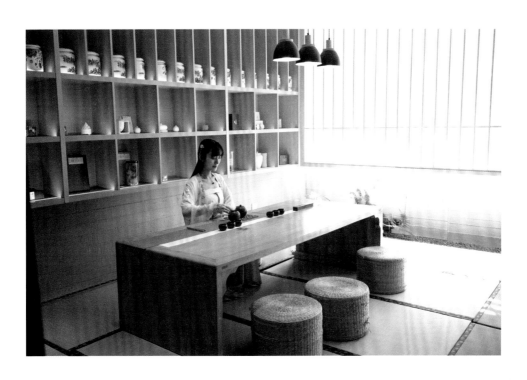

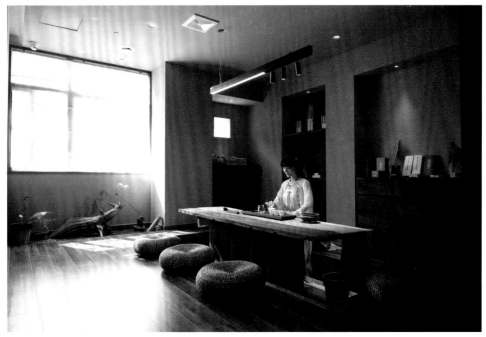

接 待 室

我们一样珍惜悠悠岁月雕刻出的古老文化，我们一样深爱繁华都市里隐藏的宁静时光，在这里，识香、辨香、制香，以最闲适舒展的状态去生活，去体悟生活的点滴之美。

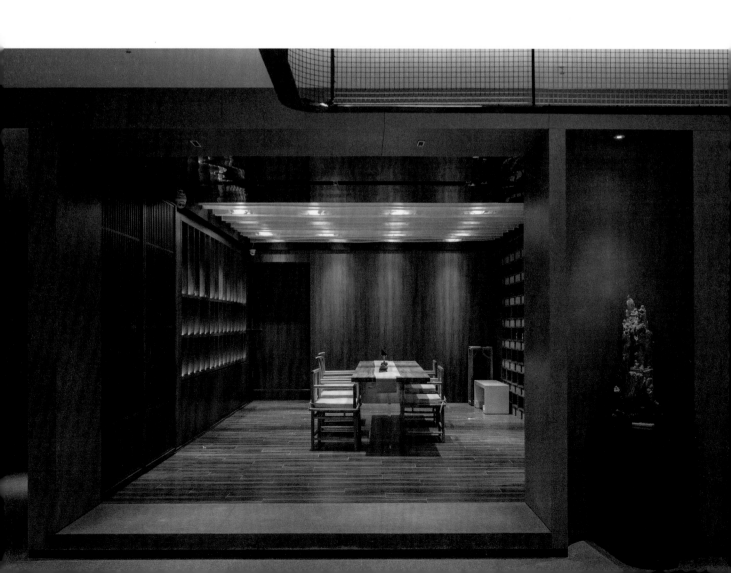

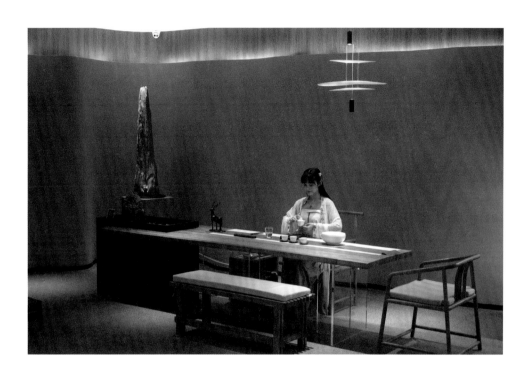

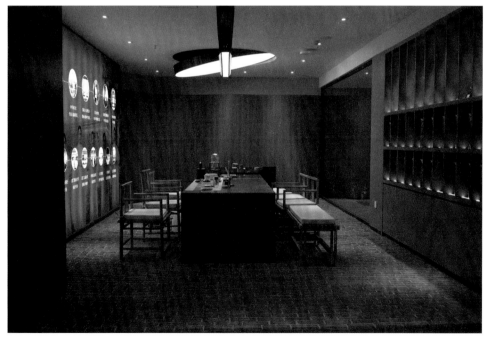

图书在版编目（CIP）数据

一脉香沉 / 廖木森编著. --福州：福建人民出版社，2021.10
ISBN 978-7-211-08645-0

Ⅰ．①一… Ⅱ．①廖… Ⅲ．①沉香—基本知识　Ⅳ.①R282.71

中国版本图书馆CIP数据核字(2021)第108678号

一脉香沉
YI MAI XIANG CHEN

作　　者：廖木森

责任编辑：孙　颖

美术编辑：王　玮

出版发行：福建人民出版社　　　　　电　　话：0591-87604366（发行部）

网　　址：http://www.fjpph.com　　电子邮箱：fjpph7211@126.com

地　　址：福州市东水路76号　　　　邮　　编：350001

经　　销：福建新华发行（集团）有限责任公司

印　　刷：福州德安彩色印刷有限公司

地　　址：福州市金山浦上工业区B区42幢

开　　本：889毫米×1194毫米　1/16

印　　张：10

字　　数：192千字

版　　次：2021年10月第1版　　　　2021年10月第1次印刷

书　　号：ISBN 978-7-211-08645-0

定　　价：258.00元

本书如有印装质量问题，影响阅读，请直接向承印厂调换。